Marion Jettenberger

Mitmach-, Bewegungs-, Fantasie- & Entspannungsgeschichten für Senioren und Menschen mit Demenz

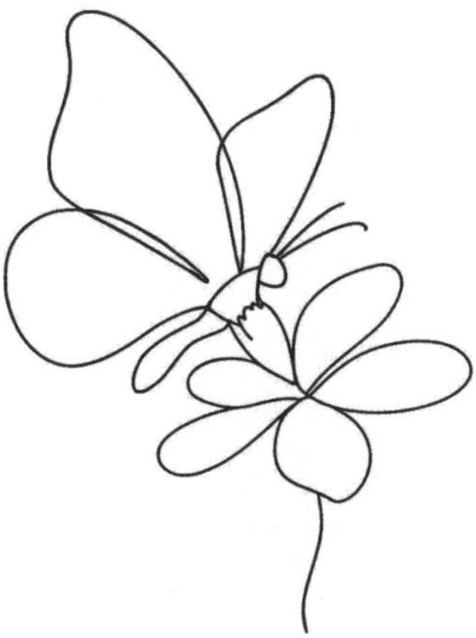

Aktivierung
Bewegung
Entspannung

Manuela Kinzel Verlag

Impressum:

Manuela Kinzel Verlag
73037 Göppingen
Tel. 07165 / 929 399

info@manuela-kinzel-verlag.de
www.manuela-kinzel-verlag.de

1. Auflage 2026

ISBN 978-3-95544-192-0

Inhalt

Einführung & Grundlagen

Mitmach-, Bewegungs-, Fantasie- & Entspannungsgeschichten stellen ganzheitliche Aktivierungsangebote dar. Sie können bei Senioren und Menschen mit Demenz auf vielfältige Weise körperliche, geistige und emotionale Fähigkeiten fördern und diese dadurch auch solange wie möglich erhalten. Sie tragen außerdem dazu bei, Lebensfreude, Wohlbefinden, Beweglichkeit, Entspannung und Teilhabe zu erhalten, zu stärken und zu ermöglichen.

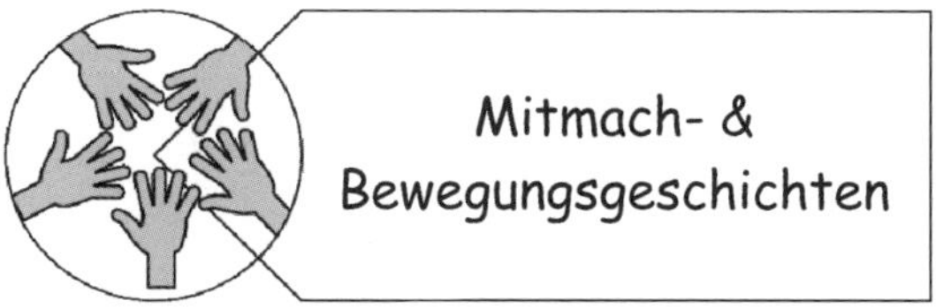

Mitmach- und Bewegungsgeschichten sind ideal für die körperliche Aktivierung. Sie aktivieren auf sanfte Weise, regen unmittelbar und spielerisch zum Mitmachen an, machen Spaß und fördern dadurch beiläufig die Beweglichkeit und die allgemeine Gesundheit. Bewegung wird spielerisch statt „sportlich" erlebt – das motiviert automatisch, sich zu bewegen und mitzumachen!

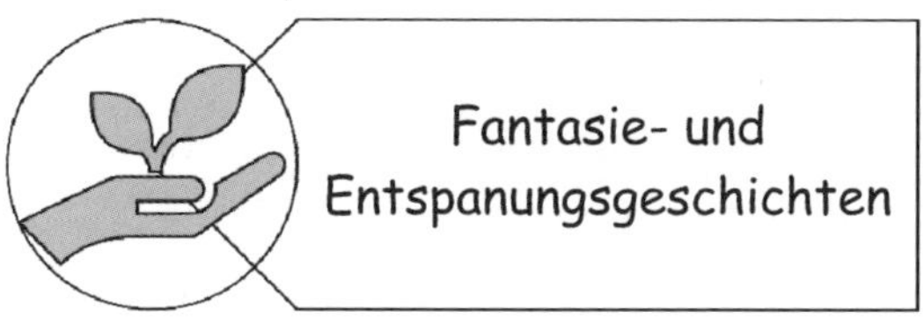

Fantasie- und Entspannungsgeschichten sorgen für den Ausgleich und sprechen mit ihren Themen gezielt Erinnerungen an früher an, schaffen Geborgenheit und positive Gefühle.
Nachfolgend eine kleine Übersicht der wichtigsten Förderbereiche:

Mitmach- und Bewegungsgeschichten können:

- die allgemeine Beweglichkeit, Grob- und Feinmotorik fördern
- Mobilität, Muskeln und Kraft erhalten
- die Durchblutung anregen und fördern
- die Koordination und das Gleichgewicht fördern und erhalten.

Außerdem:

- ➢ machen die spielerischen Bewegungen in den Geschichten Spaß und schaffen positive Erlebnisse – in der Gruppe ausgeführt, stärken sie das Gemeinschafts- und Teilhabegefühl.
- ➢ vermittelt das aktive Mitmachen das Gefühl, etwas beitragen zu können, was das Selbstwertgefühl und die Selbstwirksamkeit stärkt.
- ➢ können rhythmische, wiederkehrende Bewegungen beruhigend-ausgleichend wirken und Unruhe abbauen.
- ➢ tragen diese zur Sturzprophylaxe bei, denn regelmäßige Bewegungsgeschichten unterstützen die Körperwahrnehmung und können so Stürzen vorbeugen.

Fantasie- und Entspannungsgeschichten…

- regen die Kommunikation, Sprache sowie Vorstellungskraft und Kreativität an.
- laden zum Träumen und inneren Bilderleben ein.
- unterstützen Entspannung und innere Ruhe.
- senken den Cortisolspiegel und helfen somit beim Stressabbau.
- können Unruhe & Anspannung mindern.
- fördern ganzheitlich die Entspannung – körperlich, geistig und seelisch.

Alle unsere Texte stärken die Identität durch die Erinnerung an die eigene Lebensgeschichte & Biografie, zum Beispiel an:

- Kindheit und Familie
- Essen, Feste und Feiern
- Landschaften und Lieblingsorte
- schöne Erlebnisse
- Urlaube und Reisen
- Handwerk, Haushalt, Gartenarbeit
- Naturerlebnisse
- Haustiere

usw.

Dadurch erleben die Teilnehmer*innen ein Gefühl von:
„Ich war jemand. Ich habe ein Leben. Ich habe eine Geschichte."
Das …

- stärkt das Selbstwertgefühl
- schenkt Wohlbefinden und Geborgenheit
- gibt Struktur & Orientierung, was Sicherheit gibt
- schafft Verbundenheit & ermöglicht Teilhabe

Unsere Geschichten **fördern zudem soziale Teilhabe, denn sie schaffen Gemeinschaft:**
„Wir gehören zusammen."
„Ich gehöre auch dazu – ich kann noch was!"
„Wir machen die Bewegungen gemeinsam."
„Wir erinnern, lachen und weinen gemeinsam."
„Wir erzählen miteinander aus unserem Leben und hören einander zu."
All dies schützt vor: Einsamkeit, Rückzug und Passivität.

Alle Texte sind **barrierefrei und erreichen damit auch:**

- Menschen mit wenig Kraft oder im Rollstuhl
  Auch die Mitmach- und Bewegungsgeschichten sind alle im Sitzen möglich. – Körperlich rüstige Teilnehmer können die Übungen optional auch im Stehen ausführen.
- Menschen mit demenzieller Erkrankung in den verschiedenen Stadien

Denn: **Man muss nichts können, nur da sein. Es gibt kein richtig oder falsch,** alles ist richtig. Das schenkt **Würde und Respekt** und erkennt den Menschen so an, wie er ist.

Wichtig für den Gruppenleiter / den Vorlesenden ist eine **langsame, deutliche Sprechweise** und eine **angepasste Vorlesedauer.** Der Fokus liegt darauf, positive Emotionen zu wecken und die Menschen auf einer emotionalen Ebene zu erreichen und sich dabei ganz beiläufig noch zu erinnern, zu bewegen und aktiv zu sein – oder zu entspannen.

Deshalb sollte der Vorlesende folgendes beachten:

- ➢ **Langsam und deutlich sprechen:** Eine klare Aussprache ist wichtig, besonders wenn Hörprobleme bestehen.
- ➢ **Pausen einlegen:** Geben Sie den Zuhörern Zeit, die Inhalte aufzunehmen und zu verarbeiten.
- ➢ **Auf die Dauer achten:** Halten Sie die Vorlesezeit kurz, um die begrenzte Konzentrationsfähigkeit zu berücksichtigen. Bei Bedarf Texte einfach kürzen oder die extra kurzen Texte ab Seite 122 nutzen.
- ➢ **Interaktivität fördern:** Binden Sie die Zuhörer aktiv mit ein, indem Sie sie raten oder erzählen lassen, immer wieder Fragen stellen und einen Bezug zur Biografie herstellen, z. B. „Kennen Sie das aus Ihrem Leben?“

- **Unterstreichen und intensivieren Sie Vorgelesenes immer auch mit Sinneswahrnehmungen:** Musik, Berührungen und Massagen können eine zusätzliche beruhigende Wirkung haben. Passendes Material zum Ansehen, Riechen, Tasten und Greifen macht die Geschichten ganzheitlich begreifbar und erfahrbar.

Noch 3 Hinweise, bevor wir zu den Texten kommen:

- Die **Du-Form** in Imaginationen, Fantasiereisen oder Entspannungssequenzen wird ganz bewusst gewählt – und hat mehrere psychologische, sprachliche und neurobiologische Gründe. Sie wird **nicht als Respektlosigkeit verstanden**, sondern als **Methode**, um Entspannung, Nähe und innere Bilder leichter zu ermöglichen. Durch das Du wird der Mensch / Zuhörer direkt in seinem Innersten, seinem Wesenskern angesprochen.
- Wir haben euch auf der Verlagsseite Hörproben / kostenlose MP3 / M4A Downloads zur Verfügung gestellt. Navigiere dazu auf der Verlagsseite www.manuela-kinzel-verlag.de zum Buch. Dort findest du die Hörproben.
- Die Texte für Männer (nicht nur, aber gerade bei Männern beliebt) sind jeweils mit diesem Zeichen markiert.

Starten wir mit dem ersten Kapitel, den **Mitmach- und Bewegungsgeschichten.**

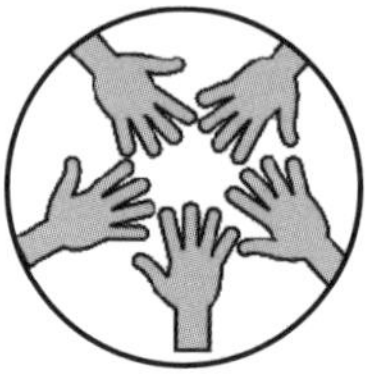

1. Mitmach- und Bewegungsgeschichten

Vorweg noch einige allgemeine praxiserprobte Tipps zur Anwendung von Mitmach- und Bewegungsgeschichten für Senioren und Menschen mit Demenz.

Mitmach- und Bewegungsgeschichten verbinden **Bewegung, Sprache und Fantasie.**

Sie fördern auf spielerische Weise:

- **Mobilität und Beweglichkeit,**
- **Konzentration und Wahrnehmung,**
- **Koordination und Körperbewusstsein,**
- **Lebensfreude und Gruppengefühl,**
- und tragen zur **Sturzprophylaxe** bei.

Für Menschen mit Demenz schaffen sie Sicherheit, Orientierung und Freude durch Wiederholung und vertraute Handlungen.

Die richtige Umgebung

- genügend Platz für Arm- und Beinbewegungen, ggf. Stühle im Halbkreis, nicht direkt am Tisch sitzen
- Sicherheit: keine Stolperfallen, standsichere Stühle
- angenehme Atmosphäre: Licht, Temperatur, evtl. leise Musik
- Getränke bereitstellen, Pausen möglich machen

Vorbereitung

- Thema vorstellen: „Heute erleben wir gemeinsam eine kleine Geschichte über … (z. B. Frühjahrsputz / Waldspaziergang / Autofahrt)."

- Motivation wecken: „Wir machen alles mit – so gut es geht, jeder in seinem Tempo!“
- Bewegungen vormachen und ggf. kurz üben
- sitzend oder stehend anbieten, je nach Fitness

Erzählweise
- langsam, deutlich und mit Freude erzählen
- Bewegungen ansagen oder mit vormachen („Wir strecken die Arme weit nach oben …“)
- Pausen zwischen den Sätzen lassen, damit alle mitkommen
- lobend und motivierend begleiten („Sehr schön!“, „Prima mitgemacht!“)
- Wiederholungen geben Sicherheit und fördern den Erinnerungsprozess

Die Texte sind individuell anpassbar:
- ❖ Wiederholen Sie bestimmte Passagen und Bewegungen beliebig oft, dehnen Sie manche Bewegungen aus oder lassen Sie bei Bedarf Text- und Bewegungspassagen ganz weg – den Text einfach individuell anpassen.
- ❖ Der Text kann immer verlängert oder gekürzt werden, siehe auch die extra kurzen Texte ab Seite 122.
- ❖ Binden Sie die Gruppe mit in die Geschichte ein, z. B. „Welche Baumarten kennst du noch?“ Oder „Welche Kräuter sind noch in unserem Garten?“ Dies fördert die Konzentration und lädt zum Mitgestalten ein, vielleicht schreiben Sie sich auch eine ganz eigene Bewegungsgeschichte?

Bewegungen auswählen
- einfache, natürliche Bewegungen, die an Alltagssituationen erinnern (z. B. fegen, winken, klatschen, greifen, sich recken)
- langsame Bewegungsfolgen, keine schnellen Wechsel

- anpassbar: Bei eingeschränkter Mobilität reichen kleine Bewegungen mit Armen, Händen oder Mimik.
- sitzend oder stehend: Körperlich fittere Betreute können die Bewegungen optional auch im Stehen ausführen.
- Variationen: Bewegungen können mit Musik, Klanginstrumenten oder Rhythmus ergänzt werden.

Während der Geschichte

- Auf Gesichtsausdruck und Körpersprache achten – niemand soll überfordert werden. Die Kunst besteht darin, weder zu unter- noch zu überfordern.
- Ermutigen, aber nicht drängen. „Jeder macht so mit, wie er es kann!"
- Humorvoll und spielerisch bleiben, aber erwachsenengerecht, nicht kindlich. Lachen ist ausdrücklich erlaubt!

Nach der Geschichte

- Lob und Anerkennung („Das haben Sie wunderbar gemacht!")
- kurzes Nachgespräch: „Was hat Ihnen am besten gefallen?" Oder die tiefergehenden biografischen Impulse nutzen.
- sanft ausklingen lassen – evtl. mit ruhiger Musik, Entspannung oder Getränk

Dauer und Häufigkeit

- Dauer: 10 - 15 Minuten sind ideal.
  20 - 30 Min., wenn man im Nachgang noch ein Biografiegespräch entlang des Themas anbietet
- bei Demenz: lieber kürzer (5 - 10 Min.) und regelmäßig
- regelmäßige Anwendung (z. B. 2–3-mal pro Woche) stärkt Routinen und wirkt nachhaltig positiv auf Mobilität und Stimmung

Bei manchen Gruppen haben wir täglich zum Start in den Tag eine Bewegungseinheit angeboten, um „in Schwung" zu kommen.

Wirkung und Bedeutung

- fördert Bewegungsfreude, Selbstwirksamkeit und Gemeinschaftsgefühl
- wirkt anregend und aktivierend, ohne Leistungsdruck
- unterstützt Körpererinnerung („Bewegung aus dem Gedächtnis heraus")
- hilft, Angst vor Bewegung abzubauen und Vertrauen in den eigenen Körper zu stärken
- schafft emotionale und kognitive Aktivierung, schenkt Sicherheit und Geborgenheit
- Bewegung und die Themen wecken Erinnerungen!

1.1 Spaziergang im Park

Wenn alle im Stuhlkreis gut sitzen:
Darf ich Sie heute zu einem gemeinsamen kleinen Spaziergang einladen?
Wir treten vor die Haustür.
Gehbewegung, Arme mitschwingen

Wir atmen tief ein…
tief ein- und ausatmen

Die frische Luft tut so gut! – Wir nehmen gleich noch einmal 2, 3 Atemzüge von dieser guten Luft.
tief ein- und ausatmen

Langsam gehen wir los.
Arme im Geh-Tempo mitbewegen
Links neben uns steht ein großer Baum.
Wir schauen hoch. – Wow, ein großer Baum!
Kopf langsam heben, nach oben schauen

Wir strecken uns nach oben.
Arme lang nach oben strecken

Und vor uns, darunter wachsen bunte Blumen.
Oberkörper leicht nach vorne bewegen

Wir beugen uns nach vorne und sehen diese Blütenpracht.
Wir pflücken eine dieser schönen Blumen.
Zupf-Pflück-Bewegung

Und wir riechen daran…
schnuppern, tief einatmen

Mmh, wie gut das duftet!
Nun gehen wir weiter…

Arme wieder bewegen

Ein kleiner Vogel zwitschert.
Wir hören ihm zu.
Hand an die Ohrmuschel rechts, dann links

Wir suchen ihn oben in den Ästen, von wo er singt.
Blick nach oben, rechts, links, evtl. auch ein suchender Blick nach hinten, erst rechts, dann links

Heute finden wir ihn nicht. Macht nichts.
Wir laufen wieder zurück nach Hause.
Gehbewegung, Beine marschieren, Hände schwingen mit

Wir setzen uns Zuhause hin, ruhen uns aus und atmen einmal tief ein ... und wieder aus.
atmen

Biografische Gesprächsimpulse:

- *Waren Sie gerne in der Natur?*
- *Sind Sie gern und viel spazieren gegangen?*
- *Haben Sie gerne Blumen gepflückt?*
- *Was ist Ihre Lieblingsblume?*
- *Haben Sie einen Lieblingsbaum?*
- *Hatten Sie einen Garten?*

Varianten:

Sie können die Gruppe oder Ihren Teilnehmer aktiv miteinbinden und an den entsprechenden Stellen nachfragen:

Welcher Baum ist es? Eine Buche? Eine alte große Eiche?

Welche Blumen sind es? An was erinnert es Sie?

1.2 Wochenmarkt-Besuch

Bewegungen: gehen, greifen, tragen, wiegen, schnuppern

Heute gehen wir gemeinsam auf den Markt.
gehen – die Arme mit dazu schwingen / bewegen wie beim Laufen

Wir haben unseren Einkaufskorb dabei.
einen Korb über den Arm hängen

Zuerst gehen wir zu dem Stand mit den Äpfeln.
Wir nehmen einen Apfel hoch.
tasten, greifen, Hebebewegung

Wir wiegen ihn in der Hand.
wiegende Bewegung

Und wir schauen ihn von allen Seiten an, ob er auch keine Druckstellen hat.
drehende Handbewegung, um den Apfel sehen zu können

Und wir riechen daran.
schnuppern

Er riecht gut, sieht gut aus, da packen wir einige Äpfel ein.
Äpfel nehmen, in den Korb legen

Gut, wir zahlen und dann gehen wir weiter und suchen Karotten.
gehen – die Arme mit dazu schwingen / bewegen wie beim Laufen

Oh, der Korb ist schwer, wir nehmen ihn mal auf die andere Seite.
Korb auf die andere Seite nehmen und über den Arm hängen

Ah, da vorne sind die Karotten!

darauf deuten und weiterhin laufen

Wir greifen danach ... 10 Stück brauchen wir ...
Arme lang nach vorne und zurück, 10 mal

... und legen sie vorsichtig in den Korb. 1, 2, 3, 4, ...
greifen, in den Korb legen und mitzählen

Dann suchen wir den Käsestand, dazu müssen wir auf die andere Seite des Marktes laufen.
gehen – die Arme mit dazu schwingen / bewegen wie beim Laufen

Am Käsestand angekommen, probieren wir ein kleines Stück.
greifen, in den Mund nehmen und Kau-Bewegungen

Mmmmmmm, lecker!
Oh, jetzt wird der Korb schwer. Puuuuh. Wir tragen ihn mit beiden Händen nach Hause.
Korb vor dem Körper mit beiden Armen tragen

Wir gehen nach Hause.
marschieren, mit dem Korb in den Armen

Zuhause stellen wir den Korb ab.
Abstellbewegung

Ah, das war jetzt schon anstrengend und der Rücken ist vom schweren Tragen angestrengt.
Rücken nochmal lang strecken, Arme weit nach oben ...
Jetzt ruhen wir uns erst mal aus, bevor wir alles aus- und aufräumen.
tief ausatmen

- Fragen Sie die Gruppe doch auch danach, was sie noch kaufen wollen: „Was brauchen wir noch?", „Welchen Marktstand sollen wir noch besuchen?"

Biografische Gesprächsimpulse:

- *Besuchten Sie gern den Wochenmarkt?*
- *Was gab es dort zu kaufen?*
- *Wo kauften Sie Ihre Lebensmittel sonst?*
- *Haben Sie selbst auch etwas angebaut?*
- *Haben Sie sich selbst versorgt?*
- *Haben Sie beispielsweise Ihr Brot selbst gebacken?*

Tipp: Vielleicht haben Sie im Anschluss einen gefüllten Marktkorb zum Anschauen, eventuell auch zum Verkosten.

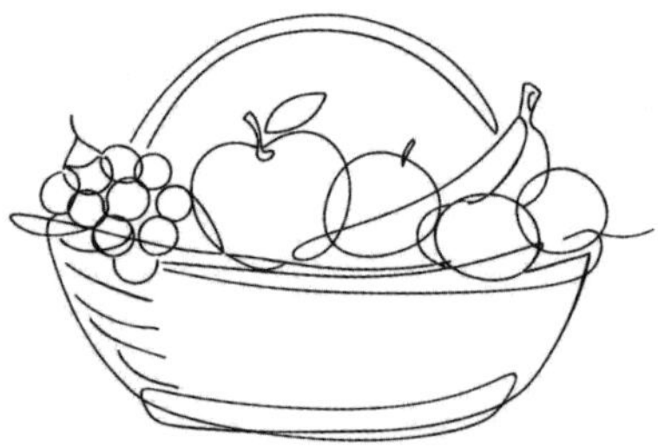

1.3 Kuchen backen

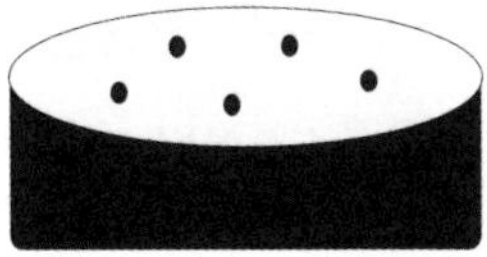

Heute wollen wir einen Kuchen backen
und da waschen wir natürlich zuerst die Hände.
Hände reiben wie beim Waschen

Dann holen wir unten aus der großen Schublade eine Schüssel.
runter beugen, Schublade öffnen und mit 2 Händen Schüssel rausholen

So, dann geben wir als erstes Mehl hinein.
Schüttbewegung

Dann Zucker.
streuen

Oh, ich hab die Eier nicht aus dem Keller geholt, dann müssen wir erst noch in den Keller gehen.
gehen – marschieren, Treppe hinunter, dann wieder hinauf – angestrengt schnaufen

So, dann schlagen wir ein Ei auf.
leichtes Klopfen und dann öffnen, Eierschale zur Seite legen

Jetzt alles verrühren!
große Kreisbewegungen mit Händen und Armen

Oh, der Teig wird fest und schwer.
langsame, kräftige Rührbewegungen

Wir probieren mit dem Finger…
an die Lippen tippen

„Mmh!"
Dann füllen wir den Teig in die Form.
Schüttbewegung und herauskratzen

Nun schieben wir den Kuchen in den Ofen.

Ofen öffnen, reinschieben, schließen

Während wir warten, schnuppern wir schon einmal.
tief einatmen / lächeln

Der Kuchen ist fertig.
Wir schneiden ein Stück ab…
Schneid-Bewegung

Und genießen. Mmh!
essen nachahmen, lächeln

Biografische Gesprächsimpulse:

- *Was ist Ihr Lieblingskuchen?*
- *Haben Sie viel gebacken?*
- *Zu welchen Anlässen gab es Kuchen?*
- *Kennen Sie ein gutes Rezept?*

Idee: Vielleicht wollen Sie im Anschluss einen Kuchen verkosten? Oder es kann jeder Teilnehmer einen Löffel mit Kuchenteig abschlecken – wie früher?

1.4 Busfahrt

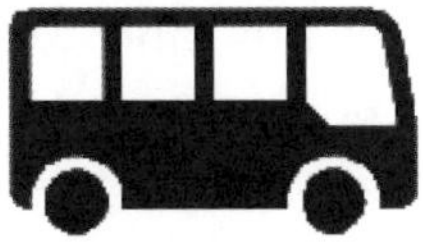

Wir sitzen bequem, die Füße stehen fest auf dem Boden.
Wir atmen einmal tief ein … und aus.

Heute machen wir einen kleinen Ausflug – mit dem Bus.
Wir alle steigen gemütlich ein.
Wir heben einen Fuß, als würden wir eine Stufe hochsteigen.
Ganz langsam.
Und noch einmal – die andere Seite.

Jetzt müssen wir die Fahrkarte vorzeigen.
Wir nehmen eine Hand und zeigen unsere Fahrkarte nach vorne.
Ganz freundlich lächeln.

Dann suchen wir uns einen Platz. – Wo wollen wir sitzen?
Ganz hinten? Oder weiter vorne?
Dann setzen wir uns.
Wir setzen uns sanft zurück in den Stuhl. –
Ganz bequem.

Ui, schon geht es los! – Der Motor brummt.
Wir schauen erst rechts aus dem Fenster, dann links, damit wir nichts verpassen.
Wir drehen den Kopf sanft nach links …
und nach rechts.

Wir sehen Häuser, Bäume und Menschen, die uns winken und zulächeln – wir winken zurück.
winken, rechts und links

Ah, die erste Haltestelle. – Der Bus hält.
Wir winken freundlich zu den Leuten, die einsteigen.
winken

Der Bus fährt weiter. – Oh, da kommt direkt eine Doppelkurve – erst nach rechts, dann nach links.

Wir lehnen den Oberkörper leicht nach rechts …
und wieder aufrecht.
Dann nach links …
und wieder aufrecht.

Oh, dann kommt ein Kopfsteinpflasterstraße. Jetzt wackelt es ein bisschen.

Wir bewegen den Oberkörper leicht ***wippend*** *nach oben und unten.*
Holper … holper …

Wir fahren wieder auf ruhiger Straße und wir sitzen wieder entspannt.

Da ist eine Kirche, die wir kennen.

Wir legen die Hände ans Herz und nicken sanft – ein Zeichen von Vertrautheit.

Ah, wir kommen an! Wir drücken mit dem rechten Zeigefinger die Halte-Taste an der Stange.

Knopf drücken nachahmen

Der Bus hält an.
Wir steigen wieder aus:
Einen Fuß heben …,
dann den anderen.
Wir stehen sicher auf dem Boden.
Wir legen die Hände auf die Beine,
atmen ruhig ein … und aus.

Optional: Sie können auch noch die Rückreise angehen, dann einfach den Text rückwärts erneut lesen und die Bewegungen vormachen / ausführen.

Biografische Gesprächsimpulse:

- *Sind Sie oft Bus gefahren? Was kostete die Busfahrkarte?*
- *Machten Sie auch einmal eine richtige Busreise? Wohin?*
- *Waren bei Ihnen die Busse immer pünktlich?*
- *Sind Sie schon einmal schwarz gefahren? Wurden Sie erwischt?*

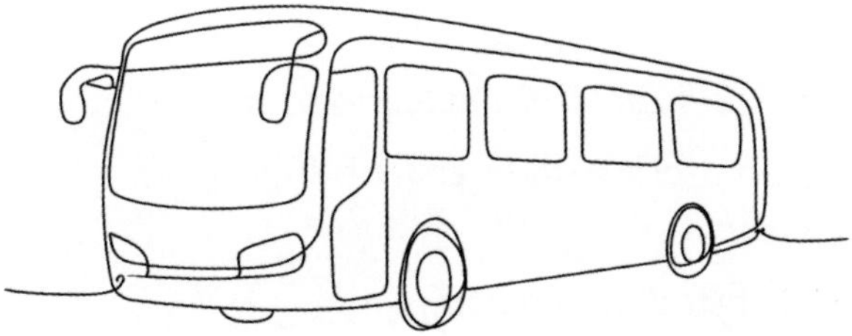

1.5 Fahrradreparatur

Heute geht's in die Werkstatt! Ein Fahrrad steht da – platt. Es quietscht und das Licht flackert. Zeit, die Ärmel hochzukrempeln – wir machen es wieder flott!
Also, wir wärmen uns auf – gleich geht's los!
Hände reiben
Arme nach vorne und oben strecken
Tief durchatmen – und los geht's!

Das gute alte Fahrrad steht draußen – wir holen es rein.
Fahrrad in die Werkstatt holen
rausgehen – marschieren
dann reinschieben – Lenker festhalten und Gehbewegungen

So, dann stellen wir es hier ab.
kurz anhalten, Fahrrad auf den Ständer stellen

Oh, ganz schön dreckig und verstaubt!
Hände abwischen

Erst mal das Fahrrad abwischen.
mit dem Lappen wischen, überall grob reinigen

So, dann kontrollieren wir mal, was kaputt ist.
genau schauen: rechts, links, oben, unten

Oje: Reifen platt, Kette hängt, Sattel wackelt… oh, oh – viel Arbeit!
nach vorne beugen, mit der Hand über den Reifen streichen
Kopf schütteln, lächeln

Na, das kriegen wir schon hin!
mit der Hand auf den Sattel klopfen

Zuerst kümmern wir uns um den platten Reifen. Wir pumpen ihn erst mal auf.
beide Hände an eine imaginäre Luftpumpe
rhythmisch pumpen – langsam, dann kräftiger (Oberkörper mitbewegen)

Puh! Ganz schön anstrengend!
mit der Hand Schweiß abwischen

Ah, jetzt ist er schön prall!
mit der Hand fühlen

Jetzt kommt die Kette dran, sie quietscht und muss geölt werden!
rechte Hand nimmt Ölflasche, Tropfbewegung auf imaginäre Kette
linke Hand dreht an Pedale (Kette bewegt sich)
Hände abwischen (an Hose oder Tuch)

Sehr gut, dann ist alles wieder geschmeidig!
Jetzt müssen wir noch die Schrauben nachziehen und natürlich auch die Klingel testen.
Prüfen wir zunächst alle Schrauben – da darf nichts wackeln!
mit beiden Händen „Schraubenschlüssel" greifen, drehen nach rechts und links
Oberkörper leicht mitbewegen (Kraft einsetzen)

Und jetzt die Klingel probieren: KLINGELING!
dann an imaginäre Klingel tippen: Klingeling!

Alle zusammen: Klingeling!
Perfekt – funktioniert!

Wie wäre es mit einer Probefahrt?
Also, das Fahrrad ist wieder startklar – wir machen eine kleine Probefahrt!
Hände ans imaginäre Lenkrad

Beine abwechselnd heben (Pedalbewegung)
leicht mitwippen – Fahrtwind genießen
nach links und rechts schauen (Schulterblick)
Bremsen ziehen (Arme anspannen)
beide Arme in die Luft

Jawohl, geschafft, alles funktioniert! Der nächsten Fahrradtour steht nichts im Wege!
Wir stellen das Fahrrad ab, wischen uns den Schweiß von der Stirn und lehnen uns zurück.

Der Tag in der Fahrradwerkstatt war erfolgreich.
Stirn abwischen, Schultern kreisen
tief ein- und ausatmen
Hände auf die Beine legen

Gesprächsanregungen:

- *Wer hatte früher ein Fahrrad?*
- *Wer hat sein Rad selbst repariert?*
- *Wissen Sie noch, was ein Flickzeug war?*
- *Gab es früher Lieblingsstrecken oder Ausflüge mit dem Rad?*

Tipps zur Umsetzung:

- Für fitte Teilnehmer: einzelne Übungen im Stehen (z. B. Pumpen, Schrauben, Fahrradschieben)
- Für Rollstuhlfahrer oder stark eingeschränkte Personen: Bewegungen klein und langsam im Sitzen ausführen
- Requisiten (Fahrradpumpe, Lappen, alte Kette) steigern Motivation und Realitätsbezug.
- Hintergrundgeräusche (Klingel, Fahrradkette, Luftpumpe) sorgen für Spaß und Erinnerungen.
- Für Männer: fachsimpeln über Werkzeug und Reparatur

1.6 Gartenarbeit – Rasenmähen

Heute wartet die Gartenarbeit auf uns – die Sonne scheint, die Vögel zwitschern – und der Rasen ist ganz schön hoch. Zeit, den Rasenmäher herauszuholen!

Schultern und Arme lockern (wie beim Strecken nach dem Aufstehen)

Hände reiben (Vorfreude auf die Gartenarbeit)

tief einatmen und ausatmen („Riechen Sie schon das Gras?")

Zuerst ziehen wir unsere Gartenschuhe und Handschuhe an – und holen den Rasenmäher aus dem Schuppen.

nach unten greifen (als würde man Schuhe anziehen)

Hände ausstrecken – Handschuhe überziehen

mit beiden Händen schwer ziehen – der Mäher wird herausgeholt

Dann müssen wir den Rasenmäher vorbereiten. – Wir prüfen das Benzin und ziehen den Starter.

leicht nach vorne beugen, Deckel öffnen

mit der Hand an den Tank klopfen

rechten Arm seitlich ausstrecken und kräftig ziehen (Startergriff betätigen)

Also dann müssen wir da anziehen: „Zug – und … wumm!"

(Motorgeräusch imitieren)

Alle gemeinsam: Brumm, brumm, brumm!

Gut, dann wird jetzt gemäht!

Wir schieben den Rasenmäher vorwärts – schön gerade Bahnen. Dann wenden wir und mähen zurück.

beide Hände an imaginären Griff (Brusthöhe)

schieben – große Vorwärtsbewegungen mit Armen
dann zurückziehen – Mäher wenden
Seitenwechsel: nach links und nach rechts schieben
zwischendurch immer wieder Hand an Stirn – „Puh, das ist anstrengend!“
Und es ist so heiß heute! Wir trinken am besten etwas, bevor wir weitermachen!
trinken (tatsächlich – oder so tun als ob)

Wir schieben den Rasenmäher vorwärts – schön gerade Bahnen. Dann wenden wir und mähen zurück.
beide Hände an imaginären Griff (Brusthöhe)
schieben – große Vorwärtsbewegungen mit Armen
dann zurückziehen – Mäher wenden
Seitenwechsel: nach links und nach rechts schieben
Zwischendurch immer wieder Hand an Stirn – „Puh, das ist anstrengend!“
Oh, ein kleiner Ast liegt im Weg – den müssen wir wegräumen.
nach vorne beugen, imaginären Ast angestrengt aufheben, zur Seite legen

Jetzt müssen wir noch in der Ecke beim Gartenzaun mähen.
seitlich neigen, kleinere Schiebebewegungen

So, dann ist der Rasen gemäht! Jetzt kommt der Rechen und der Grasschnitt muss weg.
mit beiden Händen rechenförmige Bewegung (Arme abwechselnd vor und zurück)

Das viele Gras heben wir in den Schubkarren.
Grasschnitt in den Eimer schaufeln (nach vorne greifen, dann zur Seite in den Schubkarren kippen)

Aua, das war Arbeit! Ich spüre meinen Rücken – Ihr auch?
Rücken kurz dehnen

Dann fahren wir das Gras noch mit dem Schubkarren zum Kompost.
beide Hände schieben den Schubkarren zum Kompost, Gehbewegung mit beiden Füssen dabei, dann Auskippbewegung 3–4-mal wiederholen

Zum Schluss gießen wir noch die Blumen und genießen unseren Garten.
Gießkanne befüllen, Hahn aufdrehen
mit einer Hand imaginäre Gießkanne halten, mit der anderen „gießen"
Seitenwechsel

So, geschafft!
tief einatmen und ausatmen

Jetzt hören wir die Bienen summen, riechen das Gras und sind zufrieden! Der Garten ist schön, wir dürfen entspannen.
Wir sind fertig! – Ein kräftiger Applaus für unsere fleißigen Gärtner!
alle klatschen

Gesprächsanregungen:

- *Wer hatte früher einen eigenen Garten?*
- *Wie hat Ihr Rasenmäher ausgesehen?*
- *Was wuchs bei Ihnen besonders gut?*
- *Gab es einen Lieblingsplatz im Garten?*
- *Haben Sie eine Lieblingsblume? Lieblingspflanze?*
- *Haben Sie auch Gemüse angebaut?*

Weitere Tipps zur Durchführung:

- Alle Bewegungen lassen sich auch im Sitzen mitmachen.
- Für Männer: Betonung auf Technik („Den Rasenmäher prüfen, den schweren Schubkarren schieben, usw.")

- Für Frauen oder gemischte Gruppen: mehr Betonung auf Blumen, Duft und Natur

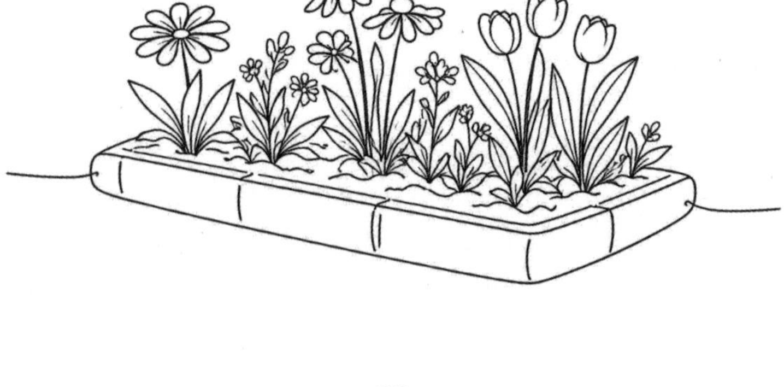

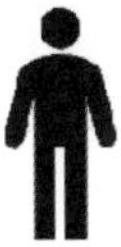

1.7 Reifenwechsel

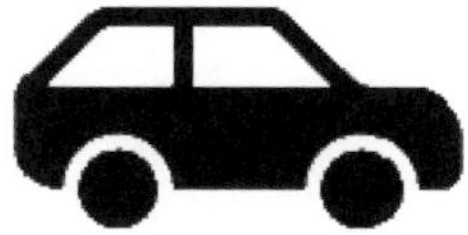

Heute ist der Reifenwechsel dran!
Los geht's – das Auto prüfen.
Lasst uns das Werkzeug holen! – Wir brauchen Werkzeug aus dem Kofferraum!
mit beiden Händen hinten Kofferraum öffnen
nach unten beugen, imaginären Wagenheber und Schraubenschlüssel hochheben

Dann müssen wir die Radmuttern lockern. Also los: Wir nehmen den Schraubenschlüssel und lockern die Schrauben.
mit beiden Händen drehen, kräftige Bewegungen nach rechts und links
zwischendurch so tun, als würden die Schrauben klemmen
„Uff, ist das schwer!"

Jetzt müssen wir das Auto hochkurbeln. – Wir setzen den Wagenheber an und kurbeln das Auto hoch.
Kurbelbewegungen mit den Armen, langsam und gleichmäßig
mit jedem Schwung etwas höher gehen, stöhnen, als ob es schwer wäre

Dann nehmen wir die Reifen ab. – Ganz schön anstrengend, hm?
beide Hände nach vorne, einen großen Kreis andeuten
Reifen vorsichtig nach unten abstellen

Jetzt rollen wir die neuen Reifen heran und setzen sie drauf.
Reifen heranrollen, dann mit kräftiger Armbewegung hochheben und anbringen

Dann wieder die Schrauben dran und festziehen!
Schrauben mit Drehbewegung festziehen

Jetzt können wir das Auto wieder herunterlassen. Dazu drehen wir den Wagenheber zurück.
umgekehrte Kurbelbewegung langsam nach unten
zufrieden aufatmen, Hände abstreifen

Sehr gut, das haben wir gut gemacht! – Es war anstrengend, hm?

Lasst uns eine Probefahrt machen!
Hände ans Lenkrad nehmen, lenken, mal nach links, mal nach rechts kurven
Motorgeräusche nachahmen („Brumm, brumm!")

So, alles geschafft, inklusive Probefahrt, wir waren fleißig! Wir klopfen uns stolz auf die Schulter!
abwechselnd mit rechter und linker Hand die Schultern abklopfen
zum Schluss kräftig applaudieren

Wie wäre es nun mit einer Flasche Bier? Die haben wir uns verdient! Prost!
Bier öffnen, trinken

Erinnerungsimpulse:
Wer hat früher selbst Reifen gewechselt?
Was war Ihr erstes Auto?
Erinnern Sie sich noch an Ihre Führerscheinprüfung?

Varianten & Tipps:
- Für mehr Aktivierung: echte Gegenstände zeigen (Radmuttern, Schwamm, Werkzeug)
- Für eingeschränkte Teilnehmende: Bewegungen kleiner ausführen, Schwerpunkt auf Arme und Hände
- Für fitte Gruppen: Elemente im Stehen ausführen (z. B. Reifenheben, Hochkurbeln)

- Für Männer: extra fachsimpeln zu Werkzeug, Reifen, Autos allgemein

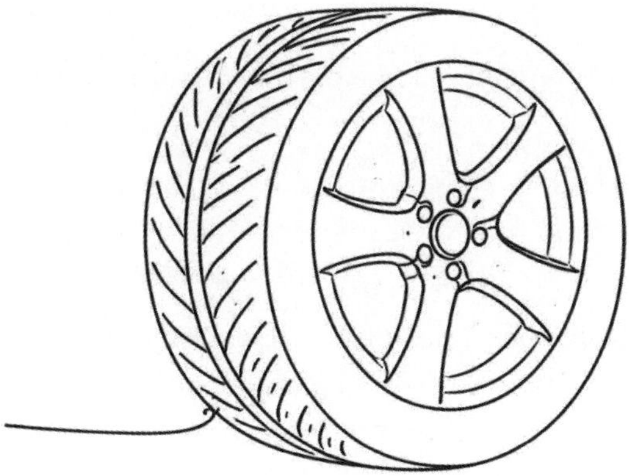

1.8 Äpfel ernten

Es ist Herbstzeit – die Äpfel sind reif!
Wir wollen heute auf die Obstwiese, um die Äpfel zu pflücken und zu klauben.

Wir ziehen uns die Jacke und die Stiefel an und nehmen einen Korb mit.
Anziehen, Korb mitnehmen
Dann los zur Obstwiese, es ist ein kleines Stückchen bis dahin
laufen auf der Stelle
Unterwegs treffen wir einen Bekannten auf dem Fahrrad – wir winken ihm zu.
winken und weitergehen

Wir sehen die Obstwiese schon – nun sind wir da.
weiter Gehbewegung und dann stoppen

Da liegen viele Äpfel auf dem Boden. Prima, die müssen wir nur einsammeln!
Äpfel vom Boden sammeln

Wir sammeln die Äpfel und legen sie in einen großen Korb.
hinabbeugen, Äpfel greifen, in den Korb legen

Da hängen noch Äpfel am Baum. Die pflücken wir.
nach oben greifen und pflücken

Manche Äpfel hängen weit oben. Da müssen wir uns richtig strecken, um sie greifen zu können.
strecken und noch höher greifen

Ganz oben auf dem Baum hängen noch mehr reife Äpfel. Da brauchen wir eine Leiter.
Wir holen Zuhause eine Leiter.

Gehbewegung – Leiter holen
zurücklaufen mit der Leiter unterm Arm

So, da sind wir wieder – mit der Leiter. Wir stellen die Leiter auf.
Leiter aufstellen

Dann klettern wir zu unseren Äpfeln hinauf.
auf eine Leiter klettern, ein Bein nach dem anderen,
mit beiden Armen festhalten

Da sind Äste im Weg. Die schieben wir mit den Händen zur Seite.
mit den Armen rechts und links Äste zur Seite schieben

Jetzt kommen wir gut ran und pflücken einige Äpfel.
Äpfel pflücken

Wenn die Taschen voll sind, klettern wir von der Leiter herunter.
hinunterklettern

Wir waren ganz schön fleißig! Jetzt will ich auch endlich einen Apfel probieren! Denn bei der Arbeit bekommt man ganz schön Hunger!
von einem Apfel abbeißen

Hmm! Lecker, so ein guter Apfel! Und nach getaner Arbeit schmeckt der doppelt gut, hm?
den Bauch reiben

Bravo an alle Apfelpflücker!
alle klatschen

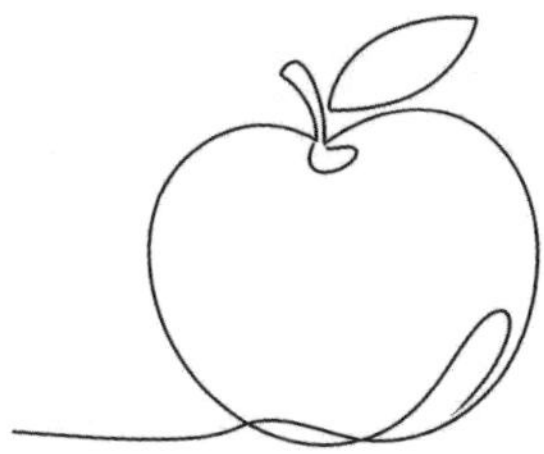

Tipp / Idee:
Bieten Sie doch im Anschluss eine Apfelverkostung an – oder machen Sie gemeinsam Apfelmus, erst schnippeln, dann vierteln, dann einkochen.

1.9 Frühjahrsputz

Heute ist der Frühjahrsputz dran!
Als Erstes lüften wir.
Stellt euch vor, es ist ein heller Frühlingsmorgen.
Wir gehen zum Fenster…
Arme weit zur Seite öffnen, dann wieder schließen.

Wir öffnen die großen Fenster… und lassen frische Luft hinein…
tief ein- und ausatmen

Habt ihr alle einen Staubwedel bereit? Überall hat sich Staub versteckt.
mit einer Hand locker in der Luft wedeln, dann mit der anderen

Wir wischen oben… und unten… und noch einmal zur Seite…
Auch der Boden muss gewischt werden.
beide Hände an den imaginären Schrubber und wischende Bewegungen von links nach rechts machen, als würde man wischen

Rundherum… schön sauber… auch in den Ecken!
Dann sind die Betten dran, wir müssen die Kissen ausschütteln.
mit beiden Händen ein Kissen greifen und kräftig „ausschütteln" (ohne Kraft, nur nachahmen)

Und die Betten ausschütteln – so wie Frau Holle.
mit beiden Händen „ausschütteln" (ohne Kraft, nur nachahmen)

Vor der Eingangstür müssen wir dann auch noch den Boden fegen.
Hände, als ob sie einen Besen halten und langsam von rechts nach links „fegen"

Schön gleichmäßig ... Stück für Stück ... auch in den Ecken!
Überall – aber wir schaffen das!
Der alte, staubige Teppich vom Gang muss draußen ausgeklopft werden, damit der Winterstaub rausgeht.
mit beiden Händen am Teppichklopfer ausklopfen
sanft auf die Oberschenkel trommeln

Also ich brauch eine Pause, ihr auch?
Wir sind schon richtig fleißig!
Jetzt schnuppern wir mal bewusst Frühlingsluft ...
Hände zur Nase führen, tief einatmen

Es riecht nach Frühling ... nach Blumen ... nach frischer Luft ...
Zum Schluss stellen wir frische Blumen aus dem Garten auf den Tisch.
Hände vor der Brust nach oben führen, als würde man eine Vase hinstellen

So schön! Jetzt fühlt sich alles wieder sauber und frisch an.
Wir setzen uns bequem zurück und gönnen uns zum Schluss einen Kaffee.
Kaffeetrinken nachahmen oder tatsächlich etwas trinken

<u>Gesprächsimpulse:</u>

- *Haben Sie früher jedes Jahr einen Frühjahrsputz gemacht?*
- *Was gehörte für Sie unbedingt dazu?*
- *Gab es in Ihrer Familie feste Frühjahrsputz-Tage?*
- *Haben Sie als Kind beim Frühjahrsputz helfen müssen – oder durften Sie eher spielen?*
- *Welche Aufgaben hatten Sie damals?*

1.10 Haushaltstag

Heute erledigen wir gemeinsam den Haushalt!
Los geht's!
Erst einmal lüften und das Fenster öffnen!
Arme nach vorn, dann weit öffnen – tief einatmen
Frische Luft tut gut!

So, dann lasst uns mal den Staubwedel suchen.
Kopf langsam nach rechts und links drehen, dann nach oben und unten

Ah, da liegt der Staubwedel! Dann beginnen wir und wischen den Staub ab.
ein Arm nach vorne, wischende Bewegung von rechts nach links, dann Seite wechseln

So, jetzt sind die Fenster dran! Es ist längst wieder einmal Zeit, die Fenster zu putzen.
beide Arme machen langsam große Kreisbewegungen vor dem Körper, dann Richtungswechsel

Sehr gut, wir sind ganz schön fleißig! Nun kommen die Betten dran.
Erst die Kissen, dann die Betten – alles ausschütteln.
mit beiden Händen erst Kissen, dann Decken halten und sanft schütteln

Wir lüften sie noch ein wenig und richten das Bett später.

Lasst uns eine kleine Teepause machen.
Tee eingießen, Tasse führen, ruhig trinken
Mmh, eine kleine Pause tut gut.

Und jetzt geht's Wäsche waschen!

Wir geben die Wäsche in die Waschmaschine hinein.
mit beiden Händen nach Wäscheladung greifen

Und jetzt stellen wir die Maschine ein und schalten sie an.
mit Zeigefinger einen Knopf drücken

Bis die Wäsche fertig ist, gehen wir die Blumen im Garten gießen.
Gießkanne heben – gießende Bewegung zur Seite

Wir sehen: Ah, die Wäsche ist fertig! Wir tragen die Wäsche in den Speicher zum Aufhängen.
Treppe mit der Wäsche rauf in den Speicher steigen – Gehbewegung – wieder abwechselnd die Knie heben wie beim Treppensteigen

Nach oben braucht man ein bisschen Kraft, hm?
Oben angekommen, müssen wir die Wäsche aufhängen.
Wir nehmen Kleidungsstück für Kleidungsstück aus dem Korb.
Arme nach oben heben – Wäscheteile sanft über eine Leine hängen, dann mit zwei Fingern Wäscheklammern festklemmen rechts, links

Sehr gut, dass hätten wir auch geschafft!
Wir klopfen uns freundlich auf die Schulter.

Wir haben heute viel geschafft und waren wirklich fleißig, nun dürfen wir uns ausruhen.

Tipp: Optional können Requisiten wie Staubwedel, Putzlappen usw. zum Einsatz kommen. Auch ein spontaner Sitztanz zu dem bekannten Lied „Das bisschen Haushalt“ wäre noch eine schöne Idee.

Biografische Gesprächsimpulse:

- *Welche Haushaltsaufgaben gehörten früher zu Ihrem Alltag?*
- *Gab es feste Haushaltstage oder Rituale?*

- *Haben Sie den Haushalt gerne gemacht oder eher ungern?*
- *Mussten Sie als Kind im Haushalt helfen? Welche Aufgaben hatten Sie damals?*
- *War Ihr Haushalt eher streng und ordentlich oder gemütlich-chaotisch?*

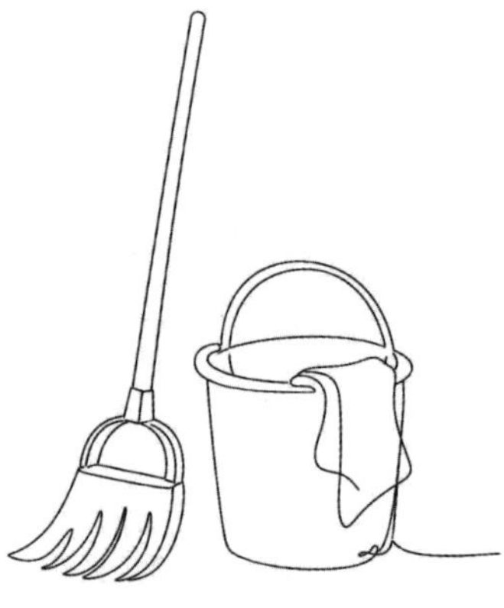

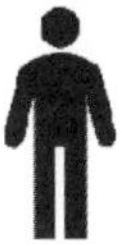

1.11 Autofahrt

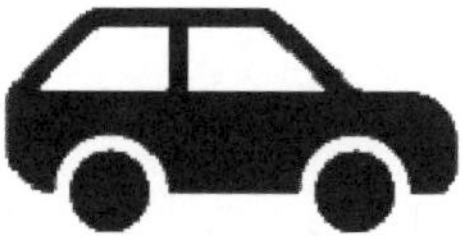

Heute darf ich Sie zu einer Autofahrt einladen.
bequem hinsetzen, Füße stehen fest am Boden
tief ein- und ausatmen

Stellen Sie sich vor, wir sitzen in einem ganz gemütlichen Auto.
Hände ans imaginäre Lenkrad

Also, dann stecken wir mal den Schlüssel ein und lassen den Wagen an!
eine Hand hochheben und langsam Autoschlüssel drehen … und noch einmal drehen …
Das Auto springt an. Brumm, brumm.
Wir legen beide Hände nach vorne – wie an ein Lenkrad, ganz locker.
Lenkrad wieder halten

Wir fahren los, ganz ruhig, ganz gemütlich – also nur wenig Gas geben!
Arme ruhig vor dem Körper hin und her bewegen, Gaspedal und Kupplung drücken

Und wir achten selbstverständlich auf die Straße!
Wir schauen nach links und rechts!
links schauen, rechts schauen – alles frei

Wir fahren weiter. Oh, da ist ein Stoppschild, alle mal bremsen und stoppen!
auf Bremse drücken, stehen bleiben, wieder rechts und links schauen und dann weiterfahren

Dann kommt eine Kurve nach rechts.
langsam nach rechts lenken
… und wieder zurück.

Und jetzt kommt direkt noch eine Kurve nach links.
Ganz ruhig und sanft.

Oh, das Telefon klingelt! Wir fahren rechts ran und halten, denn während dem Fahren darf man nicht telefonieren!
anhalten, Handy ans Ohr halten

Oh, keiner mehr dran! Da waren wir zu langsam. Na, der wird wieder anrufen, lasst uns weiterfahren!
Wir lassen den Wagen wieder an, geben den 1. Gang rein, schauen nach hinten links – Schulterblick und fahren wieder weiter!
Handy weglegen, langsam mit 1. Gang / Kupplung anfahren, davor Schulterblick

Jetzt kommt eine gerade Strecke, da könnten wir auch endlich mal wieder bisschen schneller fahren und Gas geben!
einen Fuß heben und langsam auf Gaspedal drücken
leicht … ganz leicht …
und wieder loslassen

Dann wollen wir hochschalten in den 2., 3., 4., 5. Gang …

Jetzt werden wir noch einmal ganz langsam fahren, ein paar Gänge zurückschalten, denn wir wollen etwas von der herrlichen Natur sehen!
Wir fahren durch eine schöne Landschaft, herrlich! Immer wieder geht es auch einen Hügel hinauf und hinunter.
mit Lenkrad in den Händen hinauf und hinunter fahren

Rechts grasen Kühe auf der Wiese.
Wir freuen uns und lächeln ihnen freundlich zu.
nach rechts lächeln
Oh, da kommt eine Ampel!
Und die ist Rot!
Wir halten an.

beide Hände ruhig halten, bremsen, stehen bleiben, kurze Pause

Gelb …

langsam ersten Gang reinschalten

Grün! – Wunderbar, wir fahren weiter!

Losfahren und weiterfahren …

Oh, da kommt nun wohl eine Holperstrecke!

wenig mit Oberkörper wackeln, aber nur ganz sanft …

Holper, holper …
Oh, Gott sei Dank ist es nun besser – die Straße muss wohl auch wieder einmal repariert werden!

wieder ruhig sitzen

So, dann sind wir auch endlich an unserem Ziel angekommen!
Wir halten, parken rechts ein, drehen wieder langsam den Schlüssel zurück.
Der Motor geht aus.

Hände auf die Beine legen
Langsam ein- und ausatmen

Idee: Sie könnten auch Requisiten wie z. B. einen Gymnastikreifen als Lenkrad verwenden.

Gesprächsimpulse:

- *Erinnern Sie sich an Ihre allererste Autofahrt?*
- *Wer hat Ihnen das Autofahren beigebracht?*
- *Wissen Sie noch, wann Sie Ihren Führerschein gemacht haben?*
- *Was war Ihr erstes eigenes Auto? Wie haben Sie sich damit gefühlt?*
- *Hatten Sie auch mal einen Unfall? Wer war schuld?*
- *Sind Sie schon einmal bei ROT über die Ampel gefahren, sind Sie schon einmal geblitzt worden?*

1.12 Wanderung

Heute gehen wir wandern!
Wir ziehen uns also unsere Bergschuhe an.
nach unten beugen, Schuhe anziehen

Wir binden die Schnürsenkel gut zu. Erst den einen, dann den anderen.
Schnürsenkel binden

Unseren Rucksack haben wir schon gepackt, den setzen wir auf den Rücken.
Rucksack aufziehen

Dann können wir auch direkt losmarschieren.
Laufbewegungen auf der Stelle, Arme schwingen dabei mit

Ah, da sehen wir einen Wald vor uns!
Hand an die Stirn legen und Ausschau halten

Dort zwischen den Bäumen führt ein Weg in den Wald hinein. Den laufen wir entlang.
auf der Stelle laufen, Arme schwingen mit

Ganz schön anstrengend, hm? Und der Rucksack wird langsam auch ganz schön schwer.
ein wenig am Rucksack rechts und links festhalten, Schweiß von der Stirn abwischen

Der Waldweg geht langsam bergauf, da müssen wir die Beine heben und kräftige Schritte machen, damit wir vorankommen.
kräftige Schritte machen und Arme beim Gehen mitnehmen

Immer weiter geht es bergauf. Manchmal hängen Äste über dem Pfad. Die schieben wir mit den Händen beiseite und machen uns den Weg frei.

rechts und links Äste wegschieben

Oh, da liegt ein umgefallener Baumstamm im Weg! Aber auch das ist kein Problem für uns, oder? Wir klettern einfach darüber. – Das schaffen wir, wir sind fit!
Beine anheben und über den Baumstamm steigen

Geschafft! Jetzt können wir gemütlich weiter spazieren.
langsam und gemütlich auf der Stelle gehen, Arme mitschwingen

Die Luft im Wald ist klar und frisch, wir wollen kurz innehalten und diese frische Luft genießen. – Wir atmen tief durch die Nase ein.
mehrmals bewusst ein- und ausatmen

Die frische Waldluft macht irgendwie hungrig.
mit der flachen Hand über den Bauch reiben

Wir machen eine kurze Brotzeitpause. Mal schauen, was in unserem Rucksack ist.
Rucksack herunternehmen und öffnen

Oh, lecker! Da ist ein schöner roter Apfel! Wir beißen gleich mal hinein! Das Brot heben wir uns für den Gipfel auf!
vom Apfel abbeißen, essen

Jetzt wollen wir noch etwas trinken.
Trinkflasche aufdrehen und trinken

Frisch gestärkt gehen wir weiter, wir sehen den Gipfel schon – los!
Geschafft, wir sind am Gipfel angekommen!
Was für eine herrliche Aussicht! Was für ein Panorama!
Das war eine tolle Wanderung.
Daumen hoch, klatschen

Tipp: Ein Rucksack mit Brotzeit im Anschluss wäre eine schöne Abrundung der Aktivierung.

Gesprächsimpulse:

- Sind Sie als Kind mit Ihrer Familie wandern gegangen?
- Gab es früher feste Wanderziele in Ihrer Familie?
- Welche Wege oder Landschaften mochten Sie besonders: Wald, Berge, Wiesen, Seen?
- Hatten Sie eine Lieblingsroute, die Sie immer wieder gegangen sind?
- Welche Wanderschuhe oder Kleidung hatten Sie früher?
- Haben Sie früher einen Rucksack dabeigehabt – was war darin?

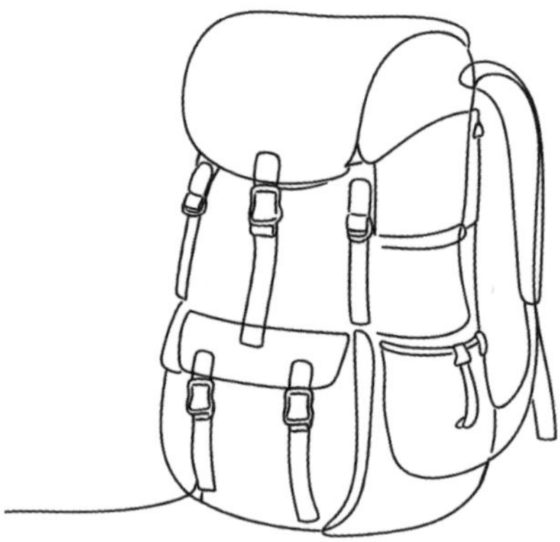

1.13 Auf dem Oktoberfest

Wir kommen auf dem Oktoberfestgelände an und es riecht sofort nach frischen Brezen. Da kaufen wir uns eine.
beide Hände und Arme nach vorne, große Breze formen und kräftig hineinbeißen
Mmmh!

Lasst uns weitergehen. Suchen wir uns einen Platz in einem Bierzelt, denn heute müssen wir auch einen Maßkrug stemmen!
Gehbewegung zum Bierzelt, mit den Füßen laufen, Arme mitschwingen

Im Bierzelt angekommen, bestellen wir uns eine Maß.
Wir heben den schweren Krug!
beide Arme nach vorne, als ob man einen Krug hebt
abwechselnd rechts und links „anstemmen"
dann recht und links mit dem Nachbarn anstoßen

Prost!
und trinken

Die Musik spielt – wir tanzen mit! – Natürlich stehen wir oben auf der Bank! Ist doch klar!
mit Füßen Tanzbewegungen – wer mag, kann es auch im Stehen ausführen
stampfen
dabei Arme in die Luft, eventuell auch noch schunkeln nach rechts und links

Jetzt wollen wir aber auch noch mit dem Riesenrad fahren, auf zum Riesenrad! Einmal quer über das Festgelände!
Gehbewegung zum Bierzelt, mit den Füßen laufen, Arme mitschwingen

Beim Riesenrad angekommen, steigen wir hinein – es geht hoch hinauf!
mit den Armen großen Kreis beschreiben (Radbewegung)
dann nach oben schauen und Aussicht genießen

Wollen wir auch noch schießen? Los, zur Schießbude!
An der Schießbude angekommen, probieren wir unser Glück!
Hände und Arme wie an einem Gewehr formen, zielen
„Peng!" ausrufen und nach rechts / links „schießen"

Und wir haben tatsächlich etwas gewonnen!
jubeln, Arme hoch, weil wir einen Preis gewonnen haben
alle klatschen und jubeln

Und was jetzt noch zu einem richtigen Oktoberfest gehört – wir müssen ein Lebkuchenherz mitnehmen! Bevor wir nach Hause gehen, kaufen wir ein Lebkuchenherz.
Hände vor der Brust zu einem Herz formen

Was steht auf deinem Herz?
Bei mir steht „I mog di".

Ein schöner Tag auf dem Oktoberfest geht zu Ende. – Wir sind müde, aber glücklich.
Arme über den Kopf strecken und gähnen
zum Schluss kräftig klatschen und lachen

Idee: Verkosten Sie doch ein Lebkuchenherz – oder überreichen Sie jedem ein ausgedrucktes „Lebkuchenherz" mit Botschaften wie „I mog di".

Gesprächsimpulse:

- *Waren Sie früher schon einmal auf dem Oktoberfest?*
- *Erinnern Sie sich, wie alt Sie waren, als Sie das erste Mal dort waren?*

- *Welche Eindrücke haben Sie zuerst im Kopf, wenn Sie an das Oktoberfest denken?*
- *Was mochten Sie am Oktoberfest besonders – Musik, Menschen, Stimmung?*
- *Erinnern Sie sich an den typischen Duft auf dem Fest (z. B. gebrannte Mandeln, Bratwurst, Bier)?*
- *Haben Sie früher ein Dirndl oder eine Lederhose getragen?*

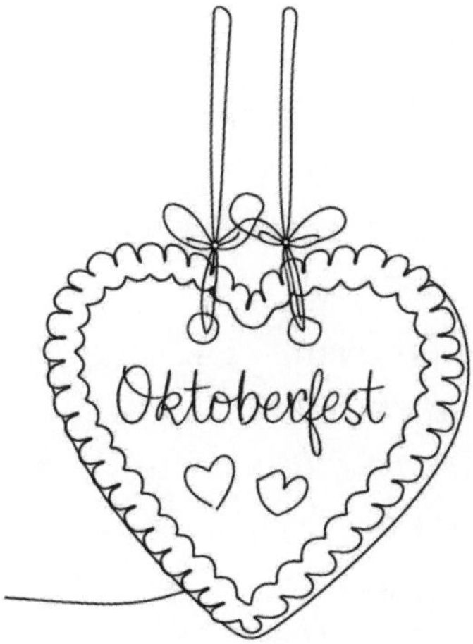

1.14 Ab in den Garten – Gartenarbeit ruft!

Die Sonne scheint, die Vögel zwitschern – heute gehen wir in den Garten und packen gemeinsam an! Auf geht's, wir ziehen uns die Schuhe an!
nach unten greifen, so tun, als ob man Schuhe bindet

Dann beginnen wir mit dem Gießen.
einen Arm seitlich halten, mit der anderen Hand eine Gießkanne kippen
Die Blumen haben Durst – wir gießen sie vorsichtig, damit sie groß und stark werden.

Dann wird es anstrengend, denn wir müssen auch graben und hacken.
mit beiden Händen eine Hackbewegung machen, dann wie mit einem Spaten in die Erde stechen

Nun lockern wir die Erde auf. – Hier graben wir viele kleine Löcher, um die neuen Pflanzen zu säen.
kleine Streu-Bewegungen mit den Fingern machen

Daneben wollen wir auch noch etwas einpflanzen.
Die jungen Pflänzchen setzen wir vorsichtig ins Beet – nicht vergessen, sie gut festzudrücken.
mit den Händen eine kleine Pflanze nehmen und in die Erde drücken

Oh, da haben wir doch tatsächlich schon wieder Unkraut zu jäten!
Auch dort wächst auch schon wieder etwas, was nicht dorthin gehört – weg mit dem Unkraut!
mit den Händen am Boden zupfen

Wir waren sehr fleißig, es war auch ganz schön anstrengend und schweißtreibend, hm?
Schweiß abwischen

Lasst uns noch einen Blumenstrauß für drinnen pflücken.
mit den Händen Blumen pflücken und vor die Nase halten, daran schnuppern
Aah, ein schöner Strauß Blumen – und wie gut der duftet!

So, der Garten ist gepflegt, alles wächst und blüht. Wir setzen uns hin und genießen unser Werk.

<u>Gesprächsimpulse:</u>

- *Hatten Sie früher einen eigenen Garten?*
- *Wie sah Ihr Garten aus – groß, klein, bunt, eher naturbelassen?*
- *Was haben Sie im Garten am liebsten gemacht?*
- *Welche Blumen hatten Sie früher besonders gerne?*
- *Haben Sie Obst oder Gemüse angebaut?*
- *Was ist bei Ihnen besonders gut gedeiht?*
- *Welche Gartenarbeiten haben Ihnen Freude bereitet – z. B. säen, gießen, ernten, jäten? Welche eher nicht?*

1.15 Im Kräuter- und Gemüsegarten

Heute gehen wir in unseren Kräuter- und Gemüsegarten. Mal sehen, was alles wächst und was wir machen können.

Auf geht's! Wir ziehen uns Gartenschuhe, Handschuhe und eine Schürze an!
nach unten greifen, als ob man Schuhe anzieht und bindet
Schürze umbinden und Handschuhe überstreifen

Zunächst müssen wir die Erde lockern, denn die Erde muss locker sein, damit alles gut wachsen kann.
mit beiden Händen kleine Grabbewegungen machen, als würde man mit einer kleinen Harke arbeiten

Dann können wir auch die Kräuter pflanzen. – Hier setzen wir Petersilie und Schnittlauch. Wir müssen sie festdrücken, damit sie Halt haben.
mit den Händen kleine Pflänzchen nehmen und in die Erde drücken, dann leicht festklopfen

Hier noch Basilikum und Koriander. – Was sollen wir noch pflanzen?
Die Gruppe gerne mit einbinden, gemeinsam überlegen.
dabei Pflanzbewegungen ausführen

Die jungen Kräuter brauchen jetzt Wasser – schön vorsichtig gießen.
mit einer Gießkanne aus dem Arm gießen, dabei Oberkörper leicht nach vorne beugen

Dann können wir schon Karotten ziehen, die stecken in der Erde. – Oh, die sind festgewachsen! Ziehen wir kräftig, bis sie draußen sind.
nach unten greifen, mit beiden Händen kräftig nach oben ziehen

Jetzt können wir auch noch Bohnen pflücken.
Arme nach oben strecken, dann seitlich greifen, als würde man Schoten von den Pflanzen pflücken

Die Bohnen hängen hoch.
nach oben greifen, pflücken und in den Korb legen

Lasst uns für später auch gleich noch einen Salat ernten. Ah, dieser schöne, frische Salat kommt mit.
mit beiden Händen eine runde Bewegung formen, wie einen Kopf Salat aufnehmen und in den Korb legen

So, jetzt haben wir unseren Korb voller Gemüse und Kräuter. Der ist aber schwer, tragen wir ihn vorsichtig hinein.
mit beiden Armen Korb hochnehmen und vor dem Körper tragen

Wir waren fleißig – jetzt dürfen wir erst mal durchschnaufen und eine Pause machen!
Arme locker ablegen, durchatmen, zufrieden seufzen

Die Arbeit ist getan! Gleich gibt es aus unserem Gemüse eine leckere Suppe. – Mmh, das wird gut schmecken!

<u>Gesprächsimpulse:</u>

- *Hatten Sie früher einen Kräutergarten oder einzelne Kräuter auf dem Balkon / Fensterbrett?*
- *Wie sah Ihr Kräutergarten aus?*
- *Welche Kräuter hatten Sie immer im / am Haus?*

- *Welche Kräuter haben Sie besonders gern verwendet – Petersilie, Schnittlauch, Basilikum, Thymian, Rosmarin?*
- *Wissen Sie, welches Kraut für was „gut" ist? Kennen Sie die Heilwirkung verschiedener Kräuter?*

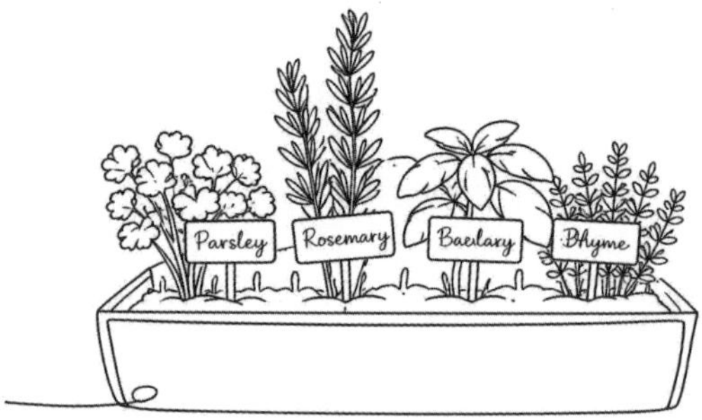

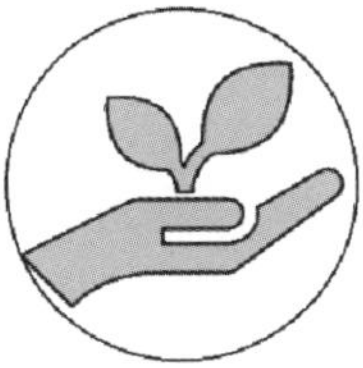

2. Fantasie- und Entspannungsgeschichten

Vorweg noch allgemeine Tipps und Hinweise zur Anwendung der Fantasie- und Entspannungsgeschichten für Senioren und Menschen mit Demenz:

Atmosphäre schaffen

- ruhige Umgebung: Fernseher, Radio ausschalten und laute Gespräche vermeiden
- Licht: gedämpftes, warmes Licht oder Kerzenschein fördert die Entspannung
- Raumklima: für angenehme Temperatur sorgen, eventuell kurz vorher lüften, möglicherweise Kuscheldecke anbieten
- Duft: sanfte ätherische Öle (z. B. Lavendel, Vanille, Bergamotte) können die Stimmung positiv beeinflussen und die Fantasiegeschichten zusätzlich unterstreichen bzw. intensivieren
- Hintergrundmusik: bei manchen Geschichten könnte eine passende Hintergrundmusik wie Wellen oder Vogelgezwitscher die Wahrnehmung intensivieren – aber darauf achten, dass es nicht zu viele Reize werden

Vorbereitung und Einstimmung

- Begrüßung & Hinführung: kurze Einleitung in einfacher Sprache, z. B. *„Heute machen wir eine kleine Fantasiereise. Ihr dürft einfach zuhören und euch wohlfühlen.“*
- bequeme Sitzposition: Stühle oder Sessel mit Rückenlehne, Füße auf dem Boden, Hände locker

- Atemübung zur Einstimmung (z. B. tief ein- und ausatmen oder Schultern sinken lassen)
- Augen schließen: Menschen mit Demenz müssen die Augen nicht schließen, erleben dabei aber die Texte ebenso intensiv wie unsere fitteren Betreuten. – Kognitiv fitte Betreute sollten – wenn möglich – die Augen schließen, damit sie wirklich in das „Innere-Bilder-erleben" eintauchen können.

Sprachliche Gestaltung

- Entschleunigung: langsam, ruhig und bewusst mit Pausen lesen
- klar und deutlich sprechen, besser etwas leiser (wenn möglich) und mit warmem Tonfall
- Bilder im Kopf entstehen lassen – mit Sinneseindrücken wie: *„Du spürst die Sonne auf der Haut... hörst das leise Rascheln der Blätter... riechst den Duft der Blumen..."*

Noch ein persönlicher Tipp zur sprachlichen Gestaltung:

Ich spreche mir die Texte auch als MP3 / M4A auf, über ein Diktiergerät oder über ein Handy, und spiele dieses dann über eine Bluetooth-Box ab. – Dies hat sich gerade auch bei schwerhörigen Betreuten bewährt, denn dann „schreit" man den Text nicht, sondern stellt diese ruhige Stimme einfach nur lauter. Hör dir einfach ein paar Beispiele auf der Homepage vom Verlag an. Navigiere dazu auf der Verlagsseite www.manuela-kinzel-verlag.de zum Buch. Dort findest du die Hörproben.
Außerdem habe ich dann meine Hände frei und kann bei manchen Fantasiegeschichten, anstatt zu lesen, etwas zum Tasten in die Hände geben. Oder ich kann einen entsprechenden Waldduft genau an der entsprechenden Textstelle anbieten.

Inhaltliche Auswahl

- positive, vertraute Themen nutzen: Natur, Kindheit, Tiere, Jahreszeiten, vertraute Düfte, Orte
- individuelle Vorlieben / Biografie berücksichtigen – etwa Lieblingstiere oder Hobbys
- keine Überforderung durch komplexe oder traurige Inhalte
- bei Demenz: Geschichten mit Wiederholungen und klarer Struktur wirken beruhigend
- individuelle Textgestaltung: Ändern Sie die Texte inhaltlich und auch die Textlänge individuell ab, indem Sie den Text kürzen, verlängern oder etwas Individuelles hinzufügen usw. Ihrer Fantasie sind hier keinerlei Grenzen gesetzt!

Während der Geschichte

- beobachten: Wie reagieren die Teilnehmenden? (Atmung, Gesichtsausdruck, Körperspannung)
- Reize reduzieren: keine Zwischenkommentare oder Unterbrechungen, kein Radio, kein TV im Hintergrund
- optionale Begleitung: sanfte Musik, Klangschale, Aroma oder leichter Körperkontakt (z. B. Hand halten, Schulter berühren – nur wenn angenehm)

Nach der Geschichte

- sanft „zurückholen“: langsam die Aufmerksamkeit wieder in den Raum lenken („Atme tief ein, bewege die Finger, öffne die Augen …“)
- kurzer Austausch: „Wie hat sich das angefühlt?“ oder „Was habt ihr euch vorgestellt?“ – bei Demenz reichen einfache Fragen: „War das schön?“
- kein Zwang zum Reden, viele genießen lieber still
- Nachtruhe ermöglichen – kein abruptes Ende

Häufigkeit & Dauer

- für Senioren: ca. 15 - 20 Minuten
- für Menschen mit Demenz: 5 - 10 Minuten sind meist optimal. Lieber regelmäßig kürzer als zu lang. – Die Wirkung entsteht durch Wiederholung und Vertrautheit. Oder Sie nutzen gezielt die extra kurzen Texte ab Seite 122.

Wirkung und Nutzen

- fördert innere Ruhe und Wohlbefinden
- baut Stress und Angst ab
- schafft positive Emotionen und Erinnerungen
- schenkt Sicherheit und Geborgenheit
- unterstützt Kommunikation, Nähe und Vertrauen
- wirkt biografieorientiert, weil vertraute Bilder aus der Lebensgeschichte angesprochen werden

Guten Morgen – der Tag beginnt

Lehne dich nun bequem zurück …
Atme ein …
und langsam wieder aus.
Alles darf zur Ruhe kommen.

Stell dir vor, du liegst noch ganz warm und gemütlich in deinem Bett.
Ein neuer Tag hat begonnen.

Durch das Fenster fällt weiches, goldenes Morgenlicht in den Raum.
Die Sonne ist gerade aufgegangen und schickt dir ihre ersten warmen Strahlen.
Sie berühren dein Gesicht …
ganz sanft …,
ganz freundlich …,
als würde der Tag leise „Guten Morgen“ zu dir sagen.

Du streckst dich …
ganz genüsslich …
von den Fingerspitzen bis zu den Zehen.
Vielleicht möchtest du die Arme über den Kopf heben …
und einmal wohlig seufzen.

Draußen hörst du Vogelstimmen.
Ein leises Zwitschern … ein Trillern …
Es klingt wie ein kleines Konzert – nur für dich.

Alles fühlt sich friedlich an.

Du setzt dich langsam auf und die Füße finden den Boden.
Der Boden fühlt sich angenehm warm an.
Du stehst auf – ganz ruhig – und gehst zum Fenster.
Draußen liegt die Welt still und freundlich vor dir.
Vielleicht siehst du Bäume…,
vielleicht ein paar Häuser…
oder eine Wiese, die vom Morgentau glitzert.

Ein frischer Duft liegt in der Luft.
Der Duft des Tages, der gerade erst beginnt.
Vielleicht riecht es nach Gras…
oder nach kühler, klarer Morgenluft…
oder ein bisschen nach Kaffee*, der irgendwo gekocht wird.

Du öffnest das Fenster.
Atme tief ein…
Die Luft fühlt sich hell und leicht an.
Mit jedem Atemzug wird dein Herz ein bisschen weiter…
und ein bisschen wärmer.

Heute ist ein guter Tag.
Ein Tag, an dem du nichts musst.
Ein Tag, an dem du einfach da sein darfst.
In deinem eigenen Tempo.
Mit Ruhe.
Mit Freundlichkeit für dich selbst.

Sag dir leise:
„Ich bin hier.
Ich bin sicher.

Ich darf mir Zeit lassen.
Dieser Tag wird gut."

Und während du diese Worte spürst ...,
füllt sich dein Körper mit Ruhe ...,
mit Wärme ...,
mit einem sanften Lächeln von innen.

Bleibe noch einen Moment in diesem Gefühl.
Dann atme tief ein ...
und langsam aus ...
und komme sanft wieder zurück in das Hier und Jetzt.

Der Tag darf beginnen –
behutsam, freundlich und gut.

**Tipp:*
Bieten Sie doch an der entsprechenden Stelle tatsächlich einen Kaffee-Duft an.

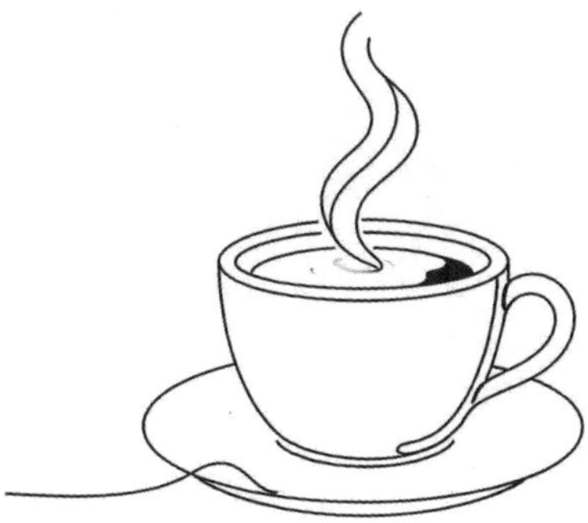

2.1 Spaziergang im Wald

Mache es dir bequem.
Setz dich entspannt hin oder lehn dich zurück.
Leg die Hände locker auf die Oberschenkel oder in den Schoß.
Schließe sanft die Augen, wenn du möchtest.

Atme tief ein … und langsam wieder aus.
Mit jedem Atemzug lässt du die Anspannung los – aus den Schultern, aus dem Rücken, aus den Beinen.
Alles darf sich entspannen und ruhig werden.

Stell dir vor, du stehst am Rand eines wunderschönen Waldes.
Die Sonne scheint durch das Blätterdach und taucht alles in ein warmes, goldenes Licht.
Ein leichter Wind bewegt die Zweige, und das Laub raschelt sanft.

Herrlich! – Atme einmal tief durch die Nase ein und langsam durch den Mund wieder aus.

Vor dir führt ein schmaler Pfad in den Wald hinein – weich, bedeckt mit Moos und Blättern.
Du setzt den ersten Schritt.
Bei jedem Schritt hörst du das leise Knacken kleiner Ästchen unter deinen Füßen.
Es riecht nach frischer Erde, Harz und feuchtem Moos.
Ein Vogel ruft in der Ferne – klar und hell.
Und irgendwo plätschert leise ein Bach.

Lasse deinen Atem ruhig fließen und Schultern locker.

Du spürst, wie die frische Waldluft dich belebt.
Jeder Atemzug fühlt sich klar und rein an.

Um dich herum stehen große, mächtige Bäume – alt, stark und still.
Ihre Stämme sind rau, ihre Wurzeln tief in der Erde verankert.
Wenn du hinaufblickst, siehst du, wie die Äste sich sanft im Wind wiegen und wie die Sonne durch das Blätterdach hindurchspitzt.

Du spürst die Kraft und Ruhe dieser schönen, großen Bäume.

Dann führt dich der Weg zu einem kleinen Bach.
Das Wasser glitzert in der Sonne ganz wunderbar.
Du hörst das leise Plätschern und Murmeln der Steine im Wasser.
Du setzt dich auf einen moosigen Stein und schaust in das fließende, glitzernde Wasser.

Du fühlst dich wohl hier.
Du atmest tief ein – und langsam wieder aus – und lass die Gedanken mit dem Wasser davongleiten.

Alles, was du jetzt nicht brauchst, nimmt der Bach mit.
Nur die Ruhe, der Frieden und die Leichtigkeit bleiben.

Ein Schmetterling setzt sich auf eine Blume neben dir.
Für einen Augenblick scheint die Zeit stillzustehen.
Der Wald atmet – und du atmest mit ihm.
Alles ist im Einklang und so leicht wie dieser Schmetterling.

Einatmen – ausatmen – ganz ruhig und gleichmäßig.

Nach einer Weile stehst Du langsam auf.
Du gehst den Pfad zurück, Schritt für Schritt, vorbei an Bäumen, Farnen und Lichtflecken.
Noch einmal hörst du das Zwitschern der Vögel, das Rascheln der Blätter, das Plätschern des Baches.
Der Wald verabschiedet sich mit dem leisen Wind und all seinen Geräuschen und du kehrst jetzt langsam in den Raum zurück.
Spüre den Boden unter deinen Füßen, die Lehne deines Stuhls oder Sessels.
Bewege sanft deine Hände, deine Füße.
Atme tief ein ... und langsam aus.

Wenn du die Augen geschlossen hattest, öffne langsam wieder deine Augen.
Vielleicht spürst du noch den Duft des Waldes, die Ruhe, die Kraft.
Der Wald bleibt in dir – ruhig, lebendig und friedlich.

Tipp:
Bieten Sie im Anschluss zum Tasten und „Be-"greifen getrocknete Zapfen, einen Zweig, eventuell Moos an.
Ich biete bei diesem Text auch gerne einen Duft aus 100 % naturreinem ätherischem Öl an, z. B. Waldduft oder Kiefernnadel.

2.2 In den Bergen

Setz dich bequem hin.
Leg die Hände locker auf die Oberschenkel oder in den Schoß.
Atme tief ein … und langsam wieder aus.
Mit jedem Atemzug spürst du, wie du entspannst und Ruhe in deinen Körper kommt.
Alles um dich herum darf jetzt ganz still werden.

Stell dir vor, du bist auf einem Bergweg.
Vor dir ragen wunderbare, majestätische Gipfel in den blauen Himmel.
Die Luft ist klar und frisch – jeder Atemzug fühlt sich rein und belebend an.

Atme langsam und tief durch die Nase ein – und durch den Mund wieder aus.

Auf dem Weg knirscht unter deinen Füßen der Kies und neben dir plätschert ein kleiner Bach.

Der Weg führt dich durch einen lichten Bergwald.
Es duftet nach Tannennadeln und feuchtem Moos.
Ein Sonnenstrahl fällt durch die Zweige und wärmt dein Gesicht.
Du bleibst einen Moment stehen, schließt die Augen und genießt diesen Augenblick.

Atme tief ein, halte den Atem kurz und dann atme langsam aus.

Über dir zwitschern Vögel, irgendwo klopft ein Specht.
Ganz in der Nähe hörst du das Läuten von Kuhglocken.
Der Klang hallt sanft zwischen den Bergen wider – beruhigend und vertraut.

Der Weg führt dich weiter bergauf, bis du eine kleine Holzbank erreichst.
Von hier aus hast du eine herrliche Aussicht.
Du siehst grüne Täler, schneebedeckte Gipfel und einen glitzernden See in der Ferne.
Ein leichter Wind weht, trägt den Duft von Kräutern und Blumen zu dir herüber.

Du setzt dich auf eine Bank und lässt die Beine baumeln.
In diesem Moment musst du nichts tun, nichts erreichen.
Alles ist friedlich.
Die Gedanken werden ruhig, der Atem gleichmäßig.
Du fühlst dich frei, leicht und geborgen.

Atme entspannt weiter, lass deine Schultern sinken und entspanne dein Gesicht.

Nach einer Weile stehst du langsam auf.
Der Rückweg führt leicht bergab, vorbei an duftenden Kräutern und leuchtenden Alpenblumen.
Noch einmal hörst du das Plätschern des Baches und das Zwitschern der Vögel.
Du weißt: Dieser Ort bleibt in deinem Herzen.

Langsam kehrst du mit der Aufmerksamkeit wieder in den Raum zurück.
Spüre den Boden unter deinen Füßen, die Lehne im Rücken.

Atme noch einmal tief ein … und langsam aus.
Öffne die Augen – ruhig, gelassen und mit einem Lächeln.

Du warst in den Bergen – und die Ruhe der Berge bleibt in dir.

Tipp:
Bereiten Sie zum Tasten und „Be-"greifen einen Korb mit typischem Tastmaterial aus den Bergen vor, z. B. Steine, einen Zweig, Zapfen, einen Ast.

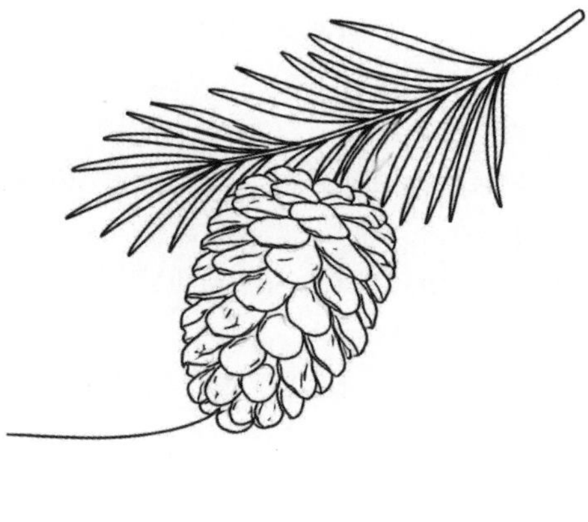

2.3 Sonniger Feiertag

Setze oder lege dich bequem hin.
Die Hände liegen locker auf den Oberschenkeln oder im Schoß.
Schließe sanft die Augen, wenn du möchtest.
Atme tief ein ... und langsam wieder aus.
Spüre, wie Ruhe und Wärme mit jedem Atemzug in deinen Körper fließen.

Stell dir vor, es ist ein heller Feiertag.
Die Sonne scheint warm und freundlich vom blauen Himmel.
Überall blühen bunte Blumen, und die Vögel singen leise ihre Lieder.

Du spürst die Sonnenstrahlen auf deinem Gesicht, deine Schultern entspannen sich, und ein Gefühl von Freude und Gelassenheit breitet sich aus.

Du gehst langsam über einen Weg, der von blühenden Bäumen und bunten Wiesen gesäumt ist.
Unter deinen Füßen spürst du weichen Rasen oder warmen Sand.
Mit jedem Schritt wirst du ruhiger, der Alltag tritt in den Hintergrund.

Vielleicht begegnet dir ein Schmetterling. Vielleicht hörst du das Summen der Bienen oder das Rascheln eines Blattes im Wind.
Alles ist friedlich, freundlich und leicht.

Nach einer Weile entdeckst du eine sonnige Wiese oder einen schattigen Baum – einen perfekten Ort zum Verweilen.
Du setzt dich hin, lässt die Sonne auf dich scheinen, spürst ihre Wärme und fühlst dich geborgen.

Jeder Atemzug vertieft dein Gefühl von Ruhe.
Alle Gedanken, die dich beschäftigen, darfst du loslassen.

Du genießt diesen Moment voller Ruhe, Wärme und Leichtigkeit.
Du bist mitten in dieser friedlichen, sonnigen Welt – gelassen, zufrieden, ruhig.

Nach einer Weile stehst du langsam auf.
Du gehst Schritt für Schritt zurück, spürst den Boden unter den Füßen, hörst die leisen Geräusche der Natur.
Die Sonne scheint weiterhin warm auf dein Gesicht, und die Freude dieses besonderen Tages bleibt in deinem Herzen.

Atme noch einmal tief ein … und aus.
Spüre die Ruhe, die Sonne und die Freude in dir.

Bewege leicht Finger und Zehen, strecke sanft die Arme.
Wenn du bereit bist, öffne langsam die Augen.
Du fühlst dich ruhig, glücklich und voller Leichtigkeit.

Tipp:
Hier gebe ich während dem Lesen 100% naturreines ätherisches Öl BERGAMOTT in eine Duftlampe. Dieses wirkt nachweislich stimmungsaufhellend / antidepressiv und der Duft heitert automatisch auf – ideal bei so einem Text.

2.4 Plätzchenduft

Mach es dir bequem.
Wenn du möchtest, schließe die Augen.
Atme ruhig ein …
und langsam wieder aus.
Wir machen jetzt eine kleine Reise …
in eine warme, vertraute Erinnerung.

Stell dir vor, draußen ist es kalt …
Aber drinnen ist es angenehm warm.
Ganz ruhig und ganz friedlich.

Ein weiches Licht fällt auf den Tisch.
Vielleicht von einer Kerze …
Vielleicht vom Ofen …
Ganz warm und freundlich.

In der Luft liegt ein Duft …
Ein vertrauter Duft … – es ist Plätzchenduft.
Zart … süß …
und voller Erinnerungen.

Du atmest langsam ein …
Und da ist er wieder:
Der Geruch von frisch gebackenem Teig …
Vanille …
Butter …
Ein Hauch Zimt …

Vielleicht erinnerst du dich…
an Hände, die Plätzchen ausgestochen haben…,
an Lachen in der Küche…,
an warme Bleche, die aus dem Ofen kamen…,
an dieses Gefühl von Zuhause.

Vor dir steht ein großer Holztisch.
Darauf liegt Teig.
Weich.
Geschmeidig.
Du legst deine Hände darauf.
Er fühlt sich warm an…,
lebendig…,
ein bisschen wie damals.

Neben dir steht eine kleine Schüssel mit Mehl.
Wenn du mit den Fingern hineingreifst, fühlt es sich ganz weich an.
So leicht wie Schnee.

Ausstechformen liegen da:
Ein Stern.
Ein Herz.
Vielleicht ein Tannenbaum.

Du drückst eine Form in den Teig.
Ganz ruhig.
Ohne Eile.
Es hat Zeit.

Plätzchen für Plätzchen entsteht.
Sanft…

In Frieden.

Vielleicht hörst du ein leises Lachen.
Vielleicht eine Erinnerung an Menschen, die mal da waren …
Vielleicht fühlst du nur Wärme …
Geborgenheit …
Liebe.

Jetzt schiebst du die Plätzchen in den Ofen.
Langsam.
Behutsam.

Und dann kommt der Moment …
Wenn du dich setzt …
und wartest …
Ganz ruhig …

Der Duft beginnt sich zu verbreiten.
Er füllt die Küche …,
den Raum …,
dein Herz.

Dieser Duft sagt:
„Du bist sicher."
„Du bist gehalten."
„Du bist nicht allein."

Du atmest langsam ein …
und langsam aus …

Und du spürst:
Alles ist gut.

Du bist hier …
in Ruhe.
in Wärme.
im Herzen Zuhause.

Bleibe noch einen Moment in diesem Gefühl …
so lange, wie es dir guttut.

Wenn du bereit bist, komm langsam zurück.
Bewege leicht deine Hände …,
deine Füße …
Öffne langsam die Augen.
Das warme Gefühl und dieser Duft bleiben bei dir.

Tipp:
Bieten Sie Gerüche wie Zimt und Vanille als ätherisches Öl oder aus Ihrer Küche an. – Dies macht die Geschichte und das damit verbundene Erlebnis ganzheitlich erfahr- und genießbar.

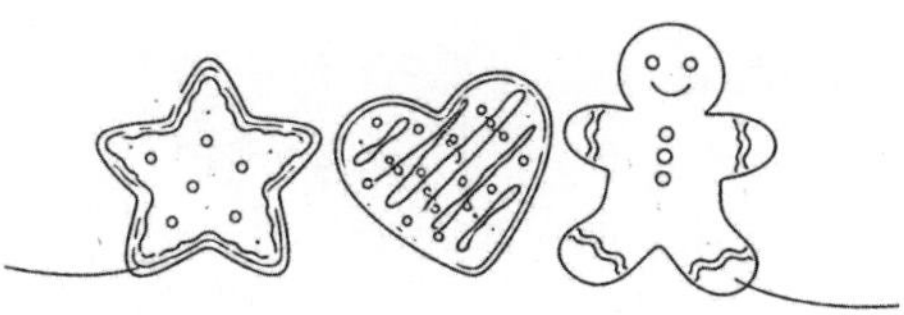

2.5 Wärmende Sonne

Mach es dir bequem.
Wenn du möchtest, schließe die Augen.
Atme einmal tief ein…
und langsam wieder aus.
Lass mit jedem Atemzug ein wenig Anspannung gehen.

Stell dir vor, du stehst draußen an einem klaren, schönen Tag.
Die Luft ist frisch, aber angenehm warm.
Über dir am Himmel leuchtet die Sonne
freundlich und einladend.

Du spürst, wie ein warmer Sonnenstrahl
ganz langsam deine Haut berührt.

Ganz sanft.
Ganz liebevoll.
Wie eine ruhige Hand, die sagt:
„Du bist hier sicher."

Du setzt dich auf einen kleinen Platz in der Natur.
Vielleicht auf eine Bank…,
vielleicht auf eine Wiese…
oder an deinen Lieblingsort.
So, wie es sich gut anfühlt.

Du lehnst dich ein wenig zurück.
Die Sonne wärmt dein Gesicht.
Ganz ruhig.

Ganz gleichmäßig.

Mit jedem Atemzug
spürst du, wie die Wärme …
dich erfüllt.

Sie breitet sich aus.
Vom Gesicht …
über die Schultern …
bis zu den Armen …

Angenehm.
Leicht.
Sanft.

Die Sonne wärmt jetzt deinen Rücken.
Deinen Bauch.
Deine Hände.
Deine Beine.
Vielleicht sogar deine Füße.

Es ist, als würde die Sonne sagen:
„Du darfst einfach sein."
„Du bist genug."
„Du darfst dich rundum wohl fühlen."

Die Wärme der Sonne
legt sich wie ein weiches Tuch um dich.

Und tief in dir breitet sich etwas aus.
Ein Gefühl von Geborgenheit, Ruhe und innerem Frieden.

Bleibe noch einen kleinen Moment darin …
in dieser Wärme …,
in dieser stillen Geborgenheit …

Wenn du bereit bist,
atme etwas tiefer ein …
und langsam wieder aus.
Bewege sanft deine Hände …,
deine Zehen …
Und öffne in deinem Tempo die Augen.

Die Wärme darf bleiben.
Ganz entspannt – in dir.

Tipp:
Auch hier eignet sich der Bergamotte-Duft / ätherisches Öl, um die positive Geschichte zu unterstreichen und zeitgleich die Stimmung aufzuhellen.

2.6 Gute Laune

Mache es dir bequem.
Die Hände können locker ruhen.
Atme ruhig ein ... und langsam wieder aus.

Stell dir vor, du sitzt an einem warmen, freundlichen Ort.
Vielleicht in deinem Lieblingssessel ...,
vielleicht an einem sonnigen Fensterplatz ...
Dort, wo du dich wohlfühlst.

Durch das Fenster fällt ein weiches, warmes Sonnenlicht.
Es berührt sanft deine Hände ...,
dein Gesicht ...,
deine Schultern.
Es fühlt sich angenehm an.
Ein bisschen so wie eine liebevolle Umarmung.

Atme noch einmal ruhig ein ...
und langsam wieder aus.
Mit jedem Atemzug wird alles ein bisschen leichter.
Die Gedanken werden ruhiger ...
Der Körper entspannt sich.

Nun stell dir vor, dass eine kleine, freundliche Wolke aus guter Laune heranfliegt.
Eine ganz zarte, helle Wolke – sie sieht fröhlich aus.
Vielleicht gelb wie der Sonnenschein
oder rosa wie ein Abendhimmel
oder hellblau wie ein schöner Sommertag.

Diese Wolke legt sich ganz langsam über dein Herz.
Und sie bringt etwas mit:

Freude
Leichtigkeit
Geborgenheit
gute Gedanken
ein kleines Lächeln

Vielleicht spürst du, wie sich dein Gesicht ganz von selbst ein wenig entspannt …
Vielleicht kommt ein kleines Lächeln …
ganz von allein, ohne Anstrengung.

Die Wolke flüstert:
„Alles ist gut.
Du darfst dich wohl und geborgen fühlen."

Und während du da sitzt, fühlst du vielleicht:

Ein bisschen Wärme im Herzen …,
ein bisschen Ruhe im Kopf …,
ein bisschen Frieden im Körper …
und vielleicht sogar ein kleines Lächeln in der Seele.

Du darfst dieses gute Gefühl festhalten
wie einen kleinen Schatz,
wie ein Licht, das man im Herzen trägt.
Es bleibt da …
Auch wenn die Geschichte gleich endet.

Atme noch einmal tief ein …

und langsam wieder aus.

Wenn du möchtest,
darf nun ein Lächeln auf deinem Gesicht sein.
Ganz leicht … ganz sanft.

Du bist geborgen.
Du wirst gesehen.
Du bist wertvoll.

__Tipp:__
Auch hier eignet sich der Bergamotte-Duft / ätherisches Öl, um die positive Geschichte zu unterstreichen und zeitgleich die Stimmung aufzuhellen. – Auch ein „Gute-Laune-Tee“ wäre denkbar, um den Abschluss miteinander zu genießen.

2.7 Sicher & geborgen

Mach es dir bequem.
Die Hände liegen leicht…
Die Füße finden guten Halt auf dem Boden.
Atme langsam ein…
und wieder aus.

Stell dir vor, du sitzt an einem ruhigen, sicheren Ort.
Ein Ort, der warm ist…,
freundlich…
und vertraut.
Vielleicht ein Lieblingssessel…
oder ein ruhiges Zimmer mit weichem, warmem Licht.

Hier ist alles sanft.
Hier darf alles zur Ruhe kommen.
Du brauchst jetzt nichts tun.
Nur atmen…
Ein…und aus.

Stell dir nun vor, dass eine weiche Decke aus Ruhe sich langsam um deine Schultern legt.
Sie ist warm…,
sie ist leicht…
und sie schenkt Geborgenheit.

Mit jedem Atemzug spürst du:

Ich bin sicher.

Ich bin geschützt.
Ich bin gehalten.
Ich bin sicher und geborgen.

Vielleicht spürst du die Wärme in deinem Brustraum…
Entspannung, Ruhe und Frieden.

Wenn Gedanken kommen, dürfen sie einfach vorüberziehen
wie kleine Wolken am Himmel.
Du musst nichts festhalten.
Nichts erklären.
Nichts leisten.
Nur sein.

In deinem Herzen leuchtet ein warmes kleines Licht.
Es schenkt dir:

Ruhe
Mut
Kraft
Frieden
Sicherheit und Geborgenheit.

Sage dir in Gedanken:

„Ich bin sicher und geborgen."

Die Wärme breitet sich aus…
bis in die Schultern…,
bis in die Arme…,
bis in die Hände hinein…
Ganz weich, warm und friedlich.

Atme noch einmal tief ein …
und langsam wieder aus.

Du darfst dich entspannt und gut fühlen.
Jetzt.
Und auch später.
Das warme Licht in dir bleibt.
Es begleitet dich den ganzen Tag weiter.

Tipp:
Bei diesem Text gebe ich gerne die ätherischen Öle Mandarine und Benzoe-Siam, beides 100 % naturreines ätherisches Öl. Sie gelten als „Seelenstreichler" in der Aromatherapie und können somit die Botschaft des Textes unterstreichen.

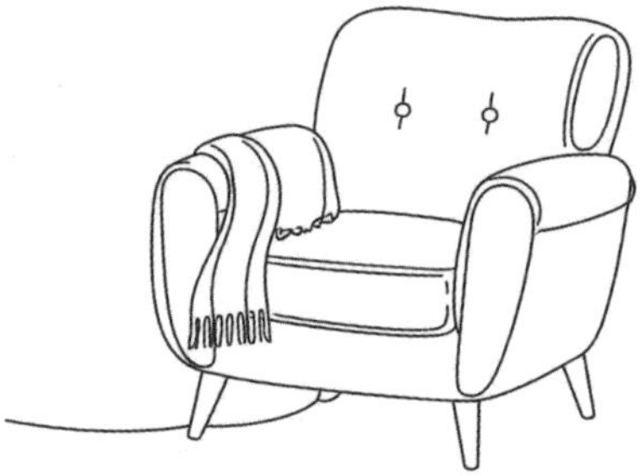

2.8 Der Duft von Schokoladenkuchen

Mach es dir bequem.
Wenn du möchtest, schließe die Augen.
Spüre, wie du ein- und ausatmest.
Ganz ruhig, langsam und natürlich.

Wir machen jetzt eine kleine Reise…
in eine warme, duftende Erinnerung.

Stell dir vor, du betrittst eine gemütliche Küche.
Es ist warm hier…
Ein Ort, an dem sich das Herz zu Hause fühlt.

Auf dem Tisch liegt ein großer Rührlöffel…,
eine Schüssel…
und feiner Kakao in einer kleinen Dose.

Die Luft ist erfüllt von einem zarten Duft.
Von Schokolade.
Weich.
Süß.
Ein Duft, der an Geborgenheit erinnert.

Du gehst näher.
Die Küche ist still.
Nur das leise Knistern des Backofens ist zu hören.
So vertraut.
In der großen Schüssel liegt dunkler, glänzender Teig.

Du nimmst den Löffel.
Langsam rührst du.
Ganz gleichmäßig.
Ganz ruhig.

Die Schokolade wird warm …
Sie duftet noch ein wenig stärker …
und der Duft legt sich wie ein weicher Mantel um dich.

Vielleicht erinnerst du dich …
an Menschen, die mit dir gebacken haben,
an gemeinsames Lachen in der Küche,
an Hände, die Teigreste vom Löffel genascht haben.
Dieses kleine, heimliche Lächeln.

Du gießt den Teig in eine Form.
Er fließt langsam.
Wie ein flüssiger Schokoladentraum.

Dann öffnest du den Ofen.
Ein warmer Hauch streicht dir über das Gesicht.

Du setzt dich an den Tisch und wartest.
Ruhig und geduldig.

Und dann …
breitet er sich aus,
der Duft des Schokoladenkuchens.
Süß.
Warm.
Herzlich.
Er erfüllt den Raum.

Und mit jedem Atemzug...
erfüllt er auch dich.

Vielleicht spürst du:
Wärme im Herzen.
Schöne Erinnerungen und Geborgenheit.

Der Kuchen ist fertig.
Du öffnest den Ofen.
Der Duft umarmt dich.
Ganz sanft.
Ganz liebevoll.

Du schneidest ein Stück ab.
Die Kruste ist weich...
und innen ist der Kuchen saftig und warm.

Mmh und dieser Geschmack....

Es fühlt sich an wie ein Moment voller Frieden.
Ein Moment voller Zuhause.
Ein Moment voller Liebe.

Bleibe noch einen Augenblick dort...
in diesem warmen Gefühl...,
In dieser Erinnerung, die das Herz lächeln lässt.

...

Wenn du bereit bist, komm langsam zurück.
Bewege deine Hände...,
deine Füße...

Atme tief ein …
Öffne die Augen ganz in deinem Tempo.

Das warme Gefühl darf bleiben.
In dir.

Tipp:
Hier wäre eine Schokoladenverkostung, z. B. für jeden einen kleinen Teelöffel Nutella, denkbar, um die Erfahrung ganzheitlich abzurunden.

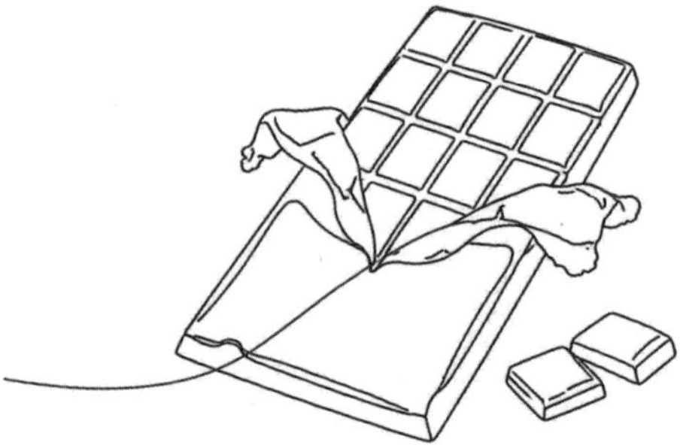

2.9 Spaziergang am Meer

Mach es dir ganz bequem.
Setz oder leg dich entspannt hin, die Hände liegen locker auf den Oberschenkeln oder im Schoß.
Schließe, wenn du möchtest, sanft die Augen.
Atme tief ein … und langsam wieder aus.
Spüre, wie mit jedem Atemzug Ruhe in deinen Körper fließt.

Alles darf jetzt still werden.
Du bist ganz bei dir.

Stell dir vor, du stehst an einem weiten, stillen Strand.
Vor dir breitet sich das Meer aus – endlos, ruhig, blau und glitzernd im Sonnenlicht.
Die Wellen rollen leise ans Ufer und ziehen sich wieder zurück.
Ihr gleichmäßiges Rauschen begleitet dich wie ein sanftes, rhythmisches Lied.

Tief einatmen – die frische Meeresluft spüren.
Langsam ausatmen – alle Anspannung loslassen.
Herrlich.

Du ziehst die Schuhe aus und spürst den feinen, warmen Sand unter deinen Füßen.
Er ist weich und angenehm, gibt bei jedem Schritt leicht nach.
Du gehst langsam, Schritt für Schritt – und hinter dir bleiben sanfte Fußspuren zurück.

Eine leichte Brise streicht über deine Haut, spielt mit deinem Haar.
Du hörst die Möwen über dir rufen ...

Du gehst näher ans Wasser heran.
Eine kleine Welle rollt auf dich zu, umspült deine Füße – kühl, aber angenehm.
Dann zieht sich das Wasser wieder zurück, und du spürst, wie der Sand darunter fester wird.

Du bleibst stehen und blickst hinaus aufs Meer.
Das Licht tanzt auf den Wellen, und irgendwo am Horizont glänzt ein weißes Segel.

Du atmest tief ein – und spürst, wie sich die Weite des Meeres in dir ausbreitet.
Mit jedem Atemzug wirst du ruhiger, freier, leichter.
Vielleicht denkst du an frühere Tage am Meer – an das Lachen, den Wind, das Salz auf der Haut.
Alles fühlt sich vertraut, entspannt und friedlich an.

Du setzt dich in den warmen Sand.
Die Sonne scheint auf deine Haut – angenehm, nicht zu heiß.
Du spürst die Wärme im Rücken, in den Händen, im ganzen Körper.
Ein Gefühl von Geborgenheit breitet sich aus – ruhig, warm, sicher.

Nach einer Weile stehst du langsam auf.
Du gehst noch ein paar Schritte am Wasser entlang, nimmst dir eine Muschel als Erinnerung mit und winkst dem Meer zum Abschied.

Du weißt: Dieser Ort bleibt in deinem Herzen – jederzeit abrufbar, wenn du Ruhe und Frieden suchen.

Nun kehrst du langsam in den Raum zurück.
Spüre den Boden unter deinen Füßen, den Stuhl oder die Lehne in deinem Rücken.
Bewege leicht deine Finger und Zehen.
Wenn du bereit bist, öffne sanft die Augen.

Tipp:
Bieten Sie eine Muschel zum Tasten und Fühlen an. Vielleicht haben Sie auch eine große Muschel, in der man das „Rauschen des Meeres hören kann“. Sie könnten (wenn es nicht zu viel ist) während dem Vorlesen auch ein Meeresrauschen / Wellengeräusche abspielen.

2.10 Reise in die Ruhe

Mach es dir bequem.
Setz oder leg dich entspannt hin.
Die Hände liegen locker auf den Oberschenkeln oder neben dem Körper.
Wenn du magst, schließe sanft die Augen.

Atme tief ein …
und langsam wieder aus.
Spüre, wie der Atem ruhiger wird.
Alles um dich herum darf jetzt still werden.

Stell dir vor, du stehst auf einem kleinen Weg in der Natur.
Es ist ein schöner Tag – ruhig, friedlich, angenehm warm.
Die Sonne scheint mild auf deine Haut, ein leichter Wind streicht über dein Gesicht.

Atme tief ein, halte kurz die Luft – atme langsam aus.

Um dich herum duftet es nach Blumen, Gras und Erde.
Es ist einfach nur herrlich – du fühlst dich wohl.
Mit jedem Atemzug fühlst du dich noch freier, leichter, lockerer und ruhiger.

Du gehst langsam den Weg entlang.
Deine Schritte sind langsam, entspannt und gleichmäßig.
Jeder Schritt bringt dich tiefer in die Ruhe, tiefer zu dir selbst.

Alles, was dich beschäftigt oder belastet, darf jetzt hinter dir bleiben.
Der Weg vor dir ist freundlich, hell und friedlich.

Nach einer Weile kommst du zu einer kleinen Lichtung.
In der Mitte steht eine Bank – einladend und ruhig.
Du setzt dich.
Spüre, wie dein Körper vom Sitzen getragen wird, wie deine Schultern sich entspannen.

Lass deine Schultern sinken, lockere deine Gesichtsmuskeln.

Du hörst nur die Vögel, vielleicht das Summen einer Biene.
Alles fühlt sich leicht und warm an.

Atme tief ein … und aus.
Mit jedem Atemzug werden deine Gedanken stiller.
Der Atem fließt ruhig, gleichmäßig, ganz von selbst.
Dein Körper ist entspannt – deine Beine, dein Rücken, deine Arme, dein Gesicht.

Vielleicht spürst du ein Gefühl von Wärme und Frieden, das sich langsam in dir ausbreitet.
Von den Füßen hinauf in die Beine …,
in den Bauch …, in die Brust …,
in die Arme bis in die Hände …
bis hinauf in den Kopf.

Du fühlst dich sicher, geborgen und ruhig.

In diesem Moment musst du nichts tun.
Kein Gedanke, keine Sorge – nur entspannt sein.

Ruhig atmen.
Dasein.
Spüren, wie gut es tut, zu entspannen und einfach still zu werden.

Nach einer Weile stehst du innerlich wieder auf und gehst langsam den Weg zurück, den du gekommen bist.
Du nimmst die Ruhe und Gelassenheit mit.

Und Schritt für Schritt kommst du jetzt auch hier zurück – in den Raum, ins Hier und Jetzt.
Bewege langsam deine Finger, deine Hände und Arme, deine Zehen, Füße und Beine – vielleicht möchtest du dich auch strecken.

Du fühlst dich ruhig, erfrischt und leicht.
Diese Ruhe bleibt in dir – auch wenn der Tag weitergeht.

Tipp:
Lavendel, als 100 % naturreines ätherisches Öl, in einer Duftlampe verwendet, kann die Entspannung nachweislich zusätzlich fördern.

2.11 Am Badesee

Setz oder leg dich bequem hin.
Die Hände liegen locker auf den Oberschenkeln oder im Schoß.
Wenn du möchtest, schließe sanft die Augen.
Atme tief ein ... und langsam wieder aus.
Spüre, wie Ruhe und Entspannung in deinen Körper fließen.

Stell dir vor, du stehst am Ufer eines stillen Badesees.
Das Wasser glitzert sanft in der Sonne.
Die Luft ist warm und angenehm, und ein leichter Wind streicht über deine Haut.

Du hörst das leise Plätschern am Ufer, vielleicht das Quaken eines Frosches oder das Zwitschern von Vögeln.
Jeder Atemzug bringt dir ein Gefühl von Frische und Leichtigkeit.

Du ziehst die Schuhe aus und spürst den warmen Sand und das weiche Gras unter deinen Füßen.
Jeder Schritt fühlt sich sanft und angenehm an.
Du gehst langsam am Wasser entlang, die Füße berühren das kühle Nass.

Vielleicht lässt du ein paar kleine Kieselsteine durch die Finger gleiten oder du spürst das Wasser zwischen den Zehen.

Du setzt dich auf eine Decke oder einen großen Stein am Ufer.
Die Sonne wärmt dein Gesicht, du streckst die Beine entspannt aus.

Du hörst nur die Geräusche des Sees – das Plätschern und das Rufen eines Wasservogels.

Atme ruhig ein und wieder aus,
ein und wieder aus.
Ganz in deinem Tempo.
Jeder Atemzug vertieft das Gefühl der Ruhe und Entspannung.
Du spürst, wie alle Anspannung aus deinem Körper fließt.

Um dich herum blühen Wiesenblumen, vielleicht fliegt ein Schmetterling vorbei.
In der Ferne sieht man ein kleines Ruderboot, das gemächlich über den See gleitet.
Alles ist friedlich, ruhig und entspannt.

Lehne dich zurück, schließe die Augen, lass die Sonne auf dein Gesicht scheinen und fühl dich geborgen.

In diesem Moment musst du nichts tun.
Kein Gedanke, keine Eile – nur Sein.
Atme ruhig ein und aus.
Mit jedem Atemzug spürst du die Wärme, die Ruhe und die Gelassenheit, die vom See auf dich und deinen Körper übergehen.

Nach einer Weile stehst du langsam auf.
Du gehst den gleichen Weg zurück, Schritt für Schritt, fühlst noch einmal den Sand unter den Füßen, hörst das Plätschern des Wassers.
Du nimmst die Ruhe, den Frieden und die Leichtigkeit des Sees mit dir.

Spüre die Sonne auf der Haut und die Frische der Luft – ein Geschenk, das du in deinem Herzen trägst.

Nun kehre langsam in den Raum zurück.
Spüre den Boden unter den Füßen, den Stuhl oder die Lehne deines Sessels.
Bewege sanft deine Hände und Füße, strecke die Arme.
Atme noch einmal tief ein ... und aus.

Öffne die Augen – ruhig, entspannt und erfrischt.
Der Badesee bleibt in dir – ein Ort der Ruhe, der Leichtigkeit und des Friedens.

Tipp:
Hier wäre zusätzlich ein Hintergrundgeräusch mit Wasserplätschern möglich, um das Gehörte zu unterstreichen.

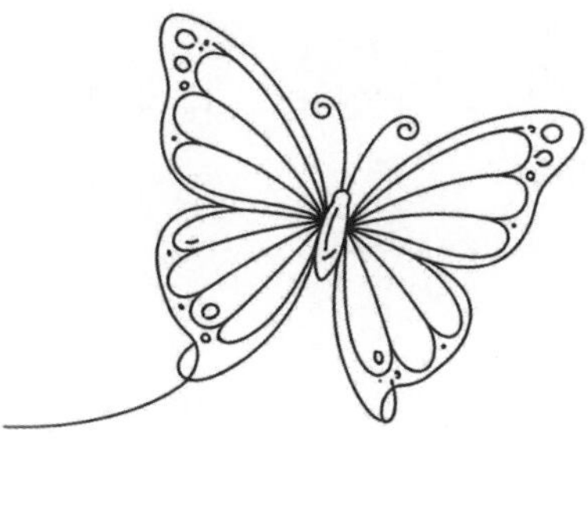

2.12 Im Vogelhäuschen

Mach es dir bequem.
Setz oder leg dich so hin, dass du gut atmen kannst.
Wenn du möchtest, schließ die Augen.
Wir begeben uns gemeinsam auf eine kleine Reise …
Ganz entspannt und ruhig.

Stell dir vor, du stehst in einem kleinen Garten.
Es ist ein freundlicher Tag …
Die Luft ist frisch …
Die Sonne scheint und alles fühlt sich ruhig und entspannt an.

Vor dir siehst du ein kleines Vogelhäuschen.
Es hängt an einem Ast …
Ganz leicht schaukelt es hin und her …
Du gehst langsam näher und schaust es dir an.

Du siehst das Holz des Vogelhäuschens.
Es ist warm von der Sonne …
Als du mit der Hand darüberstreichst, fühlt es sich glatt an.
Es duftet ein wenig nach Wald …

Über dir hörst du leises Zwitschern.
Ganz fein.
Ganz zart.
Ein kleiner Vogel sitzt ein wenig entfernt und überlegt, ob er sich zum Häuschen wagt.
Du gehst gleich wenige Schritte zurück und schon kommt er und lässt sich vor dir im Häuschen nieder.

Seine Federn schimmern in schönen Farben…
Vielleicht gelb…, vielleicht rot…
Vielleicht einfach so, wie es dir gefällt.

Der kleine Vogel schaut dich an.
Neugierig, aber freundlich.
Es ist, als würde er sagen:
„Schön, dass du da bist!“

Du setzt dich ganz in Ruhe auf eine kleine Bank daneben.
Der Vogel hüpft näher…
Du fütterst ihn mit einigen Brotkrümeln.
Ein witziges, kleines Kerlchen.
So neugierig und so zutraulich.

Der Wind streicht sanft durch die Bäume.
Er berührt dein Gesicht…
Ganz zart…
wie eine freundliche Hand.

Du atmest tief ein…
und ganz langsam wieder aus…
Mit jedem Atemzug wirst du leichter.
Weicher.
Ruhiger.

Der kleine Vogel fliegt nun wieder in das Vogelhäuschen hinein.
Du hörst sein leises Rascheln.
Dann singt er.
Und sein Lied fühlt sich an…
wie Zuhause.

Ein Ort voller Wärme und Frieden.
Ein Ort, an dem auch du dich sicher fühlst.

Hier … in deinem Vogelhäuschen-Garten …
bist du geborgen.
Hier darfst du einfach sein.
So wie du bist.
Ganz still.

Bleibe noch einen Moment dort …
so lange, wie es dir gut tut …

Wenn du bereit bist, komm ganz langsam zurück.
Bewege sanft deine Finger …,
dann deine Zehen…
Öffne die Augen, wenn du möchtest.
Nimm dieses ruhige Gefühl mit.

Tipp:
Hier verwende ich gerne Vogelgezwitscher im Hintergrund, während ich vorlese.
Eine Feder zum Tasten und Spüren wäre im Anschluss noch eine schöne Ergänzung, um das Angebot abzurunden.

2.13 Mein Hund

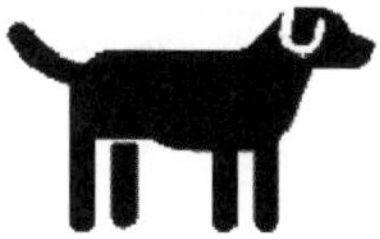

Mach es dir bequem.
Wenn du möchtest, schließe die Augen.
Atme ruhig ein …
und langsam wieder aus …
Wir unternehmen jetzt eine kleine Reise …

Stell dir vor, du stehst in einem kleinen Garten.
Die Luft ist mild und weich.
Ein leichter Wind streicht über die Haut …
Sanft … freundlich.

Und dann hörst du es …,
das leise Tippeln von Pfoten.
Ganz vertraut.
Ganz nah.

Da kommt dein Hund auf dich zu.
Genauso, wie du ihn kennst.
Ob groß oder klein …,
ob glatt oder wuschelig …,
ob jung oder älter …
Er kommt zu dir.
Mit seinem typischen Hundeblick,
genau dem Blick, den du kennst und so liebst.

Seine Augen strahlen Wärme aus.
Liebe.
Vertrauen.

Freude.

Er wedelt mit dem Schwanz.
Nicht wild, sondern freudig, herzlich.
So, wie er es macht, wenn er einfach nur glücklich ist, bei dir zu sein.

Du gehst in die Hocke …
und legst deine Hand auf sein Fell.
Es fühlt sich weich an …
warm …
Ein Gefühl der Vertrautheit und Geborgenheit.

Du spürst seine Atmung.
Ganz ruhig …,
ganz gleichmäßig.
Sie wirkt ansteckend …
und deine eigene Atmung wird ruhiger.
Ganz entspannt.

Dein Hund setzt sich neben dich.
Er legt seinen Kopf auf dein Bein.
Oder vielleicht stupst er sanft mit seiner Schnauze.
So, wie er es tut, wenn er sagen möchte:
„Komm, spiel mit mir!"
Oder „Hast du kein Leckerchen?"

Du streichst langsam über sein Fell.
Eine Handbewegung, die du tausendmal kennst.
Sie braucht keine Worte.
Sie spricht von Verbundenheit.
Von Treue.

Von Liebe.

Vielleicht hörst du sein leises Atmen,
vielleicht sein leises Schnaufen.
Vielleicht spürst du einfach nur seine Nähe.

Und in diesem Moment weißt du:
Alles ist gut.
Du bist geschützt.
Du bist gehalten.
Du bist geborgen.

Mit jedem Atemzug wird dein Herz ruhiger.
Mit jedem Atemzug wird dein Körper leichter.
Und dein Hund ist da.
Einfach da.
Ganz selbstverständlich.

So bleibt ihr eine kleine Weile zusammen.
Still.
Verbunden.
In Frieden.
Ganz geborgen und vertraut.

...

Wenn du bereit bist, komm langsam zurück.
Bewege deine Hände ... deine Füße ...
Atme etwas tiefer ein ...
Öffne deine Augen, wenn du möchtest.

Das Gefühl von Nähe ...

kann bleiben.
Auch jetzt.
Ganz still … in deinem Herzen.

<u>Tipp:</u>
Welpenfotos kommen immer wieder gut an, rufen meist ein typisches „Ah, wie süß!“ bei den Teilnehmern hervor und regen zum vertiefenden Gespräch an.

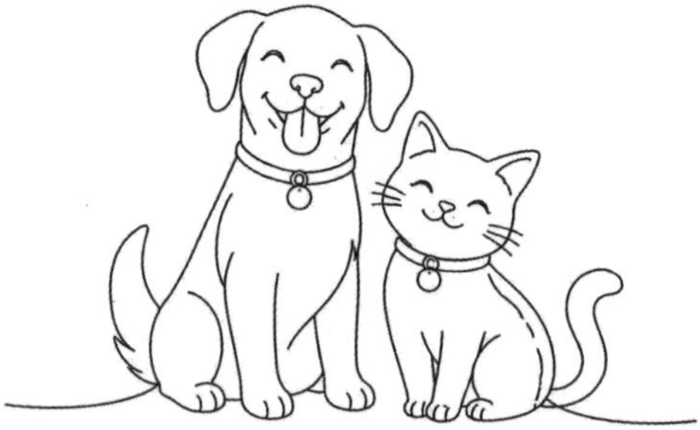

2.14 Entspannte Katzenbegegnung

Mach es dir bequem.
Deine Füße haben Halt …
Deine Hände liegen locker …
Und du atmest ganz ruhig …
Ein … und aus …,
ein … und aus …
Ganz in deinem Tempo.
Ein … und aus …

Stell dir vor, du sitzt in einem gemütlichen Zimmer.
Vielleicht auf deinem Lieblingssessel …
oder an einem warmen Platz am Fenster
oder an der Ofenbank.
Die Sonne fällt sanft herein …
und wärmt deine Hände.
Die Luft ist angenehm …
und es fühlt sich alles warm, ruhig und entspannt an.

Nun hörst du ein leises, sanftes Geräusch …
Ein ganz weiches Schnurren.

Du blickst zur Seite …
und da siehst du eine Katze.
Sie ist nicht aufdringlich …
Sie kommt ganz in ihrem eigenen Tempo.
Sie berührt dich mit ihrem weichen Fell.
Es ist kuschelweich …

Vielleicht grau … oder getigert … oder samtig schwarz.
So wie du dir eine liebe, ruhige Katze vorstellst.

Sie setzt sich zu dir …
ganz ruhig …
und schaut dich mit warmen, liebevollen Augen an.
Ihr Blick sagt:
„Streichel mich, kuschel mit mir."

Langsam hebt sie eine Pfote …,
streckt sich …
und dann macht sie es sich direkt neben dir bequem.

Du berührst ihr Fell.
Es fühlt sich warm an …,
weich …
und lebendig.
Du streichelst ihr sanft über den Rücken …
von oben bis zur Schwanzspitze …
ruhig … und gleichmäßig …
und während du sie streichelst …,
hörst und spürst du ihr Schnurren …
Ganz gleichmäßig und entspannend.

Dieses Schnurren ist wie ein kleiner, angenehmer Motor des Friedens.
Es beruhigt …
Es wärmt …
Es tut gut.

Mit jedem Streicheln wird dein Atem ruhiger.
Die Gedanken werden langsamer.

Dein Herz wird ganz weich und warm.

Die Katze legt ihren Kopf auf deine Hand.
Sie vertraut dir.

Alles, was heute schwer war…, darf jetzt kurz ganz weit weg sein.
Jetzt sind nur noch du und die Katze da…,
die Wärme…,
das sanfte Schnurren…
und dieser friedliche Moment.

Verweile noch einen Augenblick in dieser Ruhe…
Streichel weiter, wenn du möchtest…
Oder ruhe einfach, so wie du bist.

Genieße diesen entspannten, ruhigen Moment.

Und wenn du bereit bist, kehrst du langsam wieder zurück…
Du spürst deine Füße…,
deine Hände…,
die Unterlage unter dir…
Du atmest tiefer ein…
und öffnest sanft die Augen.

Die Ruhe darf in dir bleiben.
So wie das Schnurren…
ganz leise…
wie ein friedlicher Klang in deinem Herzen.

2.15 Barfuß im Gras

Setz dich bequem hin.
Wenn du möchtest, schließe die Augen.
Atme ruhig ein …
und langsam wieder aus.
Alles hat jetzt Zeit.

Stell dir vor, du bist draußen in der Natur.
Es ist ein heller, freundlicher Tag.
Die Sonne steht warm am Himmel.
Nicht zu heiß …,
einfach angenehm.
Sanft …
wie eine warme Umarmung.

Vor dir liegt eine große Wiese.
Das Gras ist frisch und grün.
Du gehst langsam darauf zu.
Ganz ruhig …,
ganz gelassen.

Dann ziehst du deine Schuhe aus.
Und ganz langsam …
stellst du deine nackten Füße in das weiche Gras.

Das Gras fühlt sich kühl an.
Zart.
Fast wie ein weiches Kitzeln.
Die Erde darunter ist warm.

Fest.
Tragend.

Du nimmst einen tiefen Atemzug.
Die Luft riecht nach Sommer…,
nach Freiheit…,
nach Leben.

Du gehst ein paar Schritte.
Ganz langsam.
Du spürst jeden Grashalm…,
wie er sich bewegt…,
wie er deine Haut berührt.

Mit jedem Schritt wirst du ruhiger.
Leichter.
Freier.

Vielleicht hörst du einen Vogel singen.
Ganz hoch oben im Baum.
Vielleicht streicht ein kleines Lüftchen über dein Gesicht.
Ganz weich.
Ganz freundlich.
Ruhig und entspannt.

Du setzt dich in die Wiese.
Das Gras umarmt dich mit seiner Wärme.
Du spürst die Erde unter dir.
Stark.
Verlässlich.
Sicher.

Du legst die Hände ins Gras,
fühlst die kleinen Halme …,
die Erde …,
das Leben.

Und irgendwo tief in dir breitet sich ein Gefühl von Ruhe aus.
Von Frieden.
Von Zuhause sein im eigenen Körper.

Du atmest ein …
und der Frieden kommt mit.
Du atmest aus …
und alles Schwere darf gehen.

Ganz leicht.
Ganz sanft.

Hier …
barfuß im Gras …
bist du frei.
Geborgen.
Entspannt und locker.

Bleibe noch einen kleinen Moment in diesem Gefühl …

…

Wenn du bereit bist, komm langsam zurück.
Bewege deine Zehen …,
deine Finger …
Atme etwas tiefer ein …
und öffne die Augen ganz in deinem Tempo.

Das leichte, freie Gefühl
darf bei dir bleiben.
Auch jetzt.

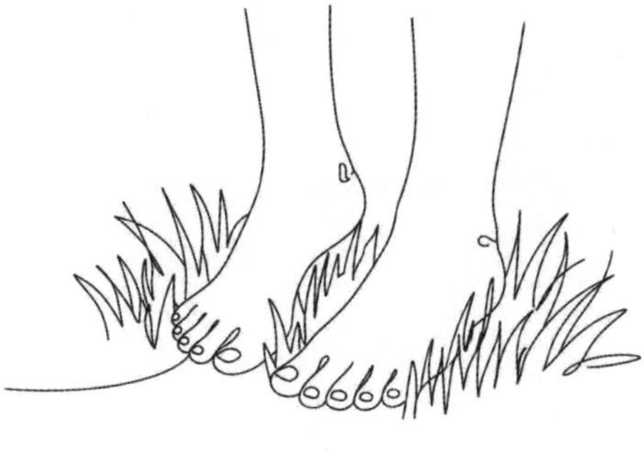

2.16 Vanilleduft

Mach es dir bequem.
Leg die Hände locker ab.
Wenn du möchtest, schließe die Augen.
Wir atmen zusammen einmal tief ein …
und langsam wieder aus …
Alles darf jetzt ruhig werden.

Die Reise beginnt:
Stell dir vor, du befindest dich in einer gemütlichen Küche.
Die Atmosphäre ist warm und freundlich.
Hier gibt es keinen Stress und keinen Druck.
Nur Ruhe …
und ein Gefühl von Zuhause.

In der Luft liegt ein leichter Duft.
Ein vertrauter, weicher Duft …
Vanille.

Er ist nicht aufdringlich.
Nicht zu stark.
Er ist warm …,
zart …
und liebevoll.

Du atmest langsam ein …
und spürst, wie sich der Duft in dir ausbreitet.
Wie ein sanftes Lächeln im Herzen.

Vielleicht kennst du diesen Duft aus früheren Tagen…,
aus einer Küche, in der gebacken wurde…,
aus einem Café…
oder von einem gemütlichen Nachmittag bei lieben Menschen.

Du stehst vor deinem inneren Auge an einem Tisch.
Vor dir steht eine Schüssel mit Teig.
Weich.
Goldgelb.
Und warm.

Du hältst eine kleine Vanilleschote in der Hand.
Ihre Oberfläche ist glatt und dunkel.
Ein kleines Wunder der Natur.

Mit ruhigen Händen öffnest du sie.
Ganz langsam.
Ganz sanft.

Der Vanilleduft wird etwas stärker.
Er füllt den Raum…
und dein Herz erinnert sich:

Vielleicht an Plätzchen zur Winterzeit…,
vielleicht an einen Geburtstagskuchen…,
vielleicht an eine liebe Person,
die neben dir stand,
die mit dir lachte,
die dir gut tat.

Diese Erinnerung muss nicht klar sein.
Sie darf einfach ein Gefühl sein.

Ein Gefühl von Wärme.
Von Liebe.
Von Geborgenheit.

Du rührst die Vanille in den Teig.
Langsam.
Immer im eigenen Rhythmus.

Mit jedem Kreis, den der Löffel zieht,
wird auch dein Atem ruhiger.
Weicher.
Tiefer.

Du spürst:
Ich bin gehalten.
Ich bin getragen.
Ich bin sicher.

Die Küche fühlt sich an wie ein Zuhause im Herzen.
Ein Ort, an den du jederzeit zurückkehren kannst.

Bleibe noch einen Moment dort.
Ruhig.
Gelassen.
Getragen vom Vanilleduft …

Wenn du bereit bist,
atme etwas tiefer ein …
und langsam wieder aus.
Bewege sanft deine Hände …,
deine Füße …
Öffne die Augen in deinem eigenen Tempo.

Das Gefühl von Wärme
darf bleiben.
Ganz leise.
Ganz sanft.
In dir.

Tipp:
Ein Löffelchen Vanillepudding im Anschluss oder der Duft von Vanille während dem Vorlesen würde das Erlebnis ganzheitlich erfahr- und genießbar machen.

2.17 Gute Laune und positive Gedanken

Setze dich bequem hin …
Lege deine Hände locker in den Schoß …
Atme einmal tief ein … und wieder aus.

Ganz ruhig.
Alles darf jetzt zur Ruhe kommen.

Stell dir vor, du sitzt auf einer gemütlichen Bank an einem sonnigen Platz.
Die Sonne scheint warm – aber angenehm – auf deine Haut.
Du fühlst dich geborgen.
Sicher.
Getragen.

Vielleicht hörst du Vögel leise zwitschern.
Vielleicht spürst du ein ganz kleines Lüftchen auf deiner Wange.
So sanft …, so weich …
wie eine freundliche Berührung.

Du atmest ein …
und mit jedem Atemzug wird dein Körper leichter.
Weicher.
Ruhiger.

Mit dem Ausatmen lass alles los, was schwer ist.
Sorgen …, Gedanken …, Müdigkeit …
Alles darf ganz leise davonziehen.

Vor dir erscheint nun ein kleiner bunter Luftballon.
Er strahlt in deiner Lieblingsfarbe.
Wenn du möchtest, legst du eine schöne Erinnerung oder einen guten Gedanken hinein.
Etwas, wovon dir warm ums Herz wird …
Ein Lächeln …,
ein lieber Mensch …,
eine schöne Zeit …

Der Ballon wird ganz leicht.
Und dann steigt er …
langsam … höher …
und nimmt alle Wärme und Freude mit nach oben …,
bis sie über dir leuchtet …
wie ein kleiner, sanfter Sonnenstern.

Du spürst:
Gute Gedanken machen warm.
Freundliche Erinnerungen tragen dich.
Und du merkst vielleicht:
Dein Herz fühlt sich heute ein kleines Stück heller an.

Atme wieder tief ein …
Und beim Ausatmen lächle ein wenig.
Nur ein ganz kleines, leises Lächeln.
Es ist nur für dich.

So fühlt sich gute Laune an.
Ganz leise.
Ganz weich.
Ganz warm.

Wenn du soweit bist, komm langsam zurück...
Bewege sanft deine Hände...,
deine Füße...
Öffne die Augen...

Und nimm dieses gute Gefühl mit in den Tag.
Denn du hast es verdient, dich gut zu fühlen.
Jetzt.
Und jederzeit.

Tipp:
Hier verwende ich zusätzlich gerne einen stimmungsaufhellenden „Gute-Laune-Duft" (z. B. von Primavera) oder auch eine Tasse warmen „Gute-Laune-Tee" (z. B. von Sonnentor) im Anschluss.

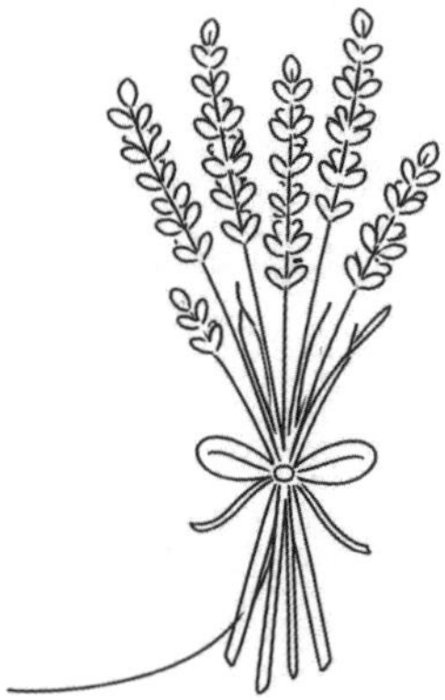

2.18 Duft-Reise

Mach es dir bequem.
Lege deine Hände locker in den Schoß.
Schließe sanft die Augen …
Und atme tief ein … und aus …

Stell dir vor, du bist in einem ruhigen, hellen Raum.
Die Luft ist warm und freundlich.
Alles ist ruhig.
Alles ist sicher.

Du hältst eine kleine, zarte **Rosen**blüte in deinen Händen.
Ihr Duft ist weich …, warm … und liebevoll.
Atme langsam ein …
Dieser Rosenduft erinnert an Zärtlichkeit …, an Herzenswärme …
Vielleicht an einen Menschen, der dir einmal nah war …
Oder an einen schönen Augenblick.
Die Rose sagt:
„Du bist geliebt."
Atme aus … ganz langsam.

Nun kommt ein feiner **Lavendel**duft zu dir.
Er ist wie ein sanfter Abendhauch über einem lila Feld.
Er beruhigt …
Er streichelt die Gedanken …
Er macht die Schultern weich.
Atme langsam ein …
Du spürst, wie Ruhe in dich hineinfließt …
Ganz leise …, ganz tief …

Lavendel flüstert:
„Alles ist gut. Du darfst loslassen."

Jetzt gehst du in Gedanken ein paar Schritte in einen freundlichen Wald.
Der **Waldduft** ist frisch und erdend.
Moos ..., Nadeln ..., klare Luft.
Du atmest ein ...
und spürst deine Füße auf dem Boden.
Ganz sicher.
Ganz getragen.
Die Bäume sagen:
„Du bist gehalten. Du darfst dich anlehnen."

Ein leichter, heller Duft kommt nun auf dich zu – **Bergamotte.**
Er ist fröhlich ..., sonnig ... wie ein Lächeln auf der Haut.
Er bringt Wärme ins Herz ...
und ein kleines, stilles Glück.
Atme ein ...
Vielleicht spürst du ein ganz kleines Lächeln in dir.
Bergamotte flüstert:
„Das Leben hat schöne Augenblicke. Und sie gehören dir."

Zum Schluss kommt **Vanille.**
Weich ..., süß ..., tröstend ...
Wie eine warme Decke um die Seele.
Beim Einatmen fühlst du Geborgenheit.
Vertrautheit.
Kindheit.
Ein Zuhause-Gefühl.
Vanille sagt:
„Hier bist du Zuhause."

Atme nun noch einmal tief ein …
und langsam wieder aus …
Spüre die Ruhe …
die Wärme …
und das leichte, helle Gefühl in deinem Herzen.

Wenn du bereit bist, öffne langsam die Augen …
und nimm dieses gute Gefühl mit in deinen Tag.

Tipp:
Bei dieser Geschichte verwende ich jeweils den angegebenen Duft (fett gedruckt) durch 100 % naturreine ätherische Öle. Dies unterstützt die Fantasie, Erinnerung und Wahrnehmung der Teilnehmer.

3. Extra sehr kurze Mitmach- und Bewegungsgeschichten

für Menschen mit Demenz, auch ideal als Anfangsritual für Sport- und Gymnastikrunden geeignet

Nachfolgend haben wir extra ganz einfache und leicht verständliche Mitmach- und Bewegungsgeschichten, die Sie direkt in der Betreuung einsetzen können.
Jede Geschichte ist bewusst kurz, mit einfachen Bewegungen verbunden und spricht Fantasie sowie Erinnerungen an.

- Dauer je Geschichte nur ca. 5 bis max. 10 Minuten
- Anleitung mit oder ohne Requisiten, möglich wäre auch Musik im Hintergrund, z. B. beim Oktoberfest
- wichtig: mitsprechen, vormachen und Spaß haben

3.1 Frühjahrsputz

Wir öffnen die Fenster – die Arme weit nach außen öffnen und tief einatmen.
Jetzt klopfen wir die Kissen aus – kräftig mit den Händen nach unten patschen.
Den Staub wegwischen – mit der Hand große Kreise auf dem Tisch wischen.
Wir fegen den Boden – abwechselnd den rechten und linken Arm nach vorn bewegen wie mit einem Besen.

Zum Schluss hängen wir die Wäsche auf – Arme nach oben strecken und imaginäre Wäscheklammern anbringen.

3.2 Im Garten

Wir graben die Erde um – mit beiden Händen die Bewegung des Umgrabens nachahmen.
Samen in die Erde legen – kleine Körnchen mit den Fingern verstreuen.
Alles gut gießen – die Gießkanne schwenken und nach vorne neigen.
Die Sonne scheint – Arme weit zur Sonne nach oben strecken und tief atmen.
Die Blumen wachsen – langsam die Arme von unten nach oben ziehen, als ob eine Pflanze wächst.

3.3 Katze streicheln

Wir strecken eine Hand aus und streicheln ein kleines Tier… sanft vor und zurück…, dann mit den Fingerspitzen ein bisschen kraulen.

3.4 Haustier Hund

Wir werfen dem Haustier ein Leckerli zu – eine kleine Wurfbewegung mit der Hand… und dann klopfen wir dreimal liebevoll auf den imaginären Kopf des Tieres.

3.5 Musik

Wir schnippen einmal leise mit den Fingern…, dann trommeln wir mit den Fingerspitzen ganz sanft auf die Oberschenkel… und zum Schluss wiegen wir eine Hand im Takt hin und her.
Optional mit den Beinen stampfen, zusätzlich Klavier spielen, Trompete spielen usw.

3.6 Garten

Wir öffnen mit zwei Fingern ein kleines Pflanzloch ..., lassen einen Samen hineinfallen ... und drücken mit den Fingerspitzen sanft die Erde darüber.

3.7 Waldspaziergang

Wir gehen langsam in den Wald ..., die Arme schwingen locker mit ... Wir atmen tief die frische Waldluft ein ... Jetzt bücken wir uns einmal ganz leicht und heben einen kleinen Zapfen auf ... und weiter geht unser gemütlicher Spaziergang.

3.8 Auto fahren

Wir setzen uns ins Auto ..., nehmen beide Hände ans Lenkrad. Wir drehen es langsam nach links ..., dann nach rechts ... Jetzt einmal hupen und winken ... und dann beide Hände wieder ans Lenkrad, weiter geht unsere gemütliche Fahrt.

3.9 Apfelernte

Wir stehen unter dem Apfelbaum ... Wir strecken einen Arm hoch und pflücken einen Apfel ..., jetzt den anderen Arm hoch, noch einen Apfel ... Und nun legen wir beide Äpfel vorsichtig in einen imaginären Korb vor uns.

3.10 Haushalt

Heute wischen wir einmal den Tisch ab ... Eine große Bewegung nach rechts ..., eine nach links ... Nun schütteln wir das Tuch aus ... und stellen uns vor, wie alles sauber glänzt.

3.11 Klavierspielen

Wir legen die Hände locker hin ... und tippen mit den Fingern sanft ein paar Tasten an ..., erst rechts ..., dann links ... und einen kleinen Abschlussakkord mit allen Fingern.

Optional:
- *nur mit einer Hand spielen*
- *mit zwei Händen spielen*
- *über Kreuz spielen*

3.12 Kochen

Wir rühren mit einer Hand ganz wenig im Topf ..., dann mit der anderen Hand eine Prise Salz reinstreuen ... Und zum Schluss pusten wir kurz, damit es nicht zu heiß ist.

Optional:
- *Zutaten schnippeln und hinzufügen, z. B. für eine Gemüsesuppe*
- *immer wieder rühren*

3.13 Handwerken

Wir halten mit einer Hand ein kleines Brett fest ..., mit der anderen machen wir zwei leichte Hammerbewegungen in die Luft ... Und zum Schluss wischen wir den feinen Staub mit der Handfläche weg.

Optional:
- *sägen*
- *malern*
- *was Schweres tragen, usw.*

4. Mini-Fantasie- und Entspannungsgeschichten für Menschen mit Demenz

Zuletzt haben wir noch extra kurze, einfache Fantasie- und Entspannungsgeschichten – speziell für Menschen mit Demenz, um Wohlbefinden, Sicherheit und positive Gefühle zu fördern.
Jede Geschichte dauert nur etwa 1 - 2 Minuten und kann wunderbar zwischendurch vorgelesen werden – im Sitzen, in Ruhe, als kleine „Seelenpause". Gestalten Sie den Ausklang der Mini-Texte jeweils entsprechend dem Thema z. B. mit einer Tasse warmem Tee oder einer wärmenden Decke.

4.1 Wärmende Sonne

Spürst du, wie die Sonne sanft dein Gesicht wärmt?
Ein goldener Lichtstrahl legt sich auf deine Haut.
Die Augen dürfen sich schließen.
Du atmest ruhig ein und aus.
Mit jedem Atemzug wird dir wärmer, leichter, friedlicher.
Alles ist gut – genau jetzt.

4.2 Frühlingsduft

Ein zarter Wind streicht über deine Wangen.
Du riechst frische Blumen, feuchte Erde, vielleicht auch ein bisschen Gras.
Ein Schmetterling flattert vorbei, so leicht und bunt.
Du fühlst dich lebendig – ruhig und zufrieden.
Die Welt duftet nach Neubeginn.

4.3 Eine Tasse Tee

Vor dir steht eine warme Tasse.
Du hältst sie in den Händen – sie wärmt deine Finger.
Ein vertrauter Duft steigt auf, vielleicht Kamille, vielleicht Pfefferminze.
Du nimmst einen kleinen Schluck, spürst die Wärme im Körper.
Ein Gefühl von Ruhe breitet sich aus.
Alles wird still und friedlich.

4.4 Im Garten

Du sitzt auf einer Bank im Garten.
Die Sonne scheint durch die Blätter.
Ein Vogel singt sein Lied, ganz nah.
Du hörst das Summen einer Biene.
Ein leichter Wind bewegt dein Haar.
Du lächelst – hier ist dein Lieblingsplatz.

4.5 Am See

Vor dir liegt das Wasser, ruhig und klar.
Du hörst das leise Plätschern der Wellen.
Die Sonne glitzert auf der Oberfläche wie kleine Sterne.
Du atmest tief ein, die Luft ist frisch und rein.
Mit jedem Atemzug spürst du mehr Frieden in dir.

4.6 Besuch vom Hund

Ein kleiner Hund kommt fröhlich angelaufen.
Sein Fell ist weich, seine Augen freundlich.
Er legt seinen Kopf auf dein Knie, ganz still.
Du streichelst ihm langsam über den Rücken.
Er atmet ruhig – und du auch.
Gemeinsam seid ihr einfach da – geborgen.

4.7 Sommerwiese

Du liegst im Gras, schaust in den Himmel.
Wolken ziehen langsam vorbei.
Es riecht nach Blumen und Heu.
Ein Grashüpfer springt neben dir auf.
Alles ist friedlich, ruhig, schön.
Dein Herz wird weit und leicht.

4.8 Abendfrieden

Die Sonne geht unter, der Himmel färbt sich golden.
Ein letzter Sonnenstrahl streicht über dein Gesicht.
Du atmest tief ein, dann langsam wieder aus.
Der Tag war gut – und du darfst jetzt einfach ruhen.
Stille breitet sich aus, warm und wohlig.

Über die Autorin Marion Jettenberger

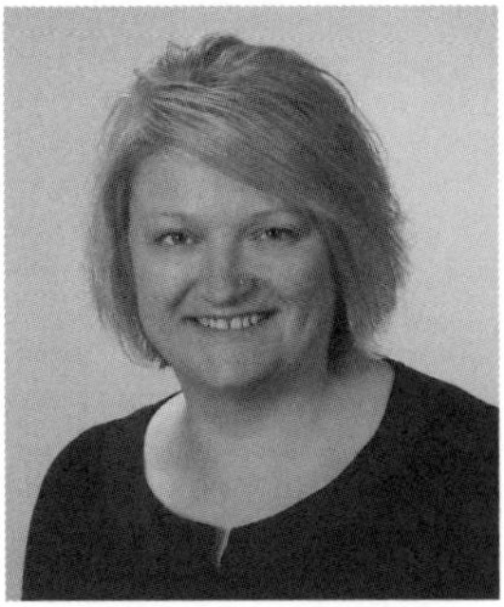

Marion Jettenberger entwickelt seit vielen Jahren praxisnahe Konzepte, Fortbildungen und Aktivierungsmaterialien für Pflege- und Betreuungskräfte – immer mit dem Ziel, Wohlbefinden, Lebensqualität, Selbstwirksamkeit und Würde im Alter zu stärken.

Durch ihre langjährige praktische Arbeit im gerontopsychiatrischen und palliativen Setting weiß sie genau um die Bedürfnisse älterer und demenziell veränderter Menschen und nutzt einfache, zugleich wirksame Methoden, um sie unabhängig von ihren kognitiven Möglichkeiten zu erreichen.

Mit jedem ihrer Projekte – ob Bücher, Fortbildungen, tiergestützte Intervention oder Materialien für die Biografiearbeit – möchte Marion Jettenberger Mut machen, die Begleitung von demenziell betroffenen, hochbetagten und sterbenden Menschen menschlicher, kreativer und erfüllender zu gestalten.

Kontaktdaten

www.m-jet.de

marionjettenberger@gmail.com

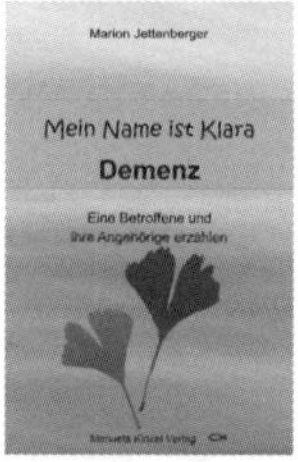

Mein Name ist Klara. *Demenz.*
Eine Betroffene und ihre Angehörige erzählen
von Marion Jettenberger

Zum Buch: Zwei Stimmen erzählen. Zunächst berichtet Klara aus ihrem Leben mit beginnender Demenz, solange sie noch aktiv schreiben u. erzählen kann. Sie nimmt uns mit in ihre Welt, sodass ein Einfühlen in die Gefühlswelten von Demenzerkrankten möglich wird. Dann übernimmt die Tochter, um uns das Erleben einer demenziellen Erkrankung aus Sicht der Angehörigen und deren Nöten zu ermöglichen. So können wir am Lebens-weg ihrer Mutter bis in die fortgeschrittene Demenz teilhaben.
Die Erzählungen werden durch Nummern im Text begleitet, zu denen Sie im 2. Teil zahlreiche fachliche Erklärungen und Tipps für sich oder für andere von dieser Diagnose betroffene Menschen finden.

*Taschenbuch * 254 Seiten * 15 € * ISBN 978-3-95544-092-3*

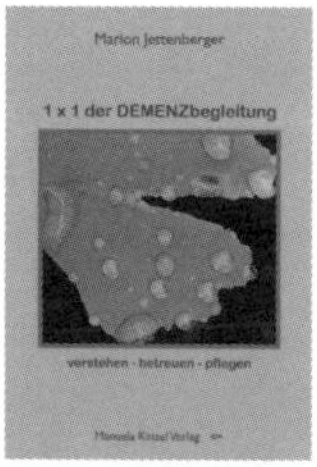

1 x 1 der DEMENZbegleitung
verstehen – betreuen – pflegen
von Marion Jettenberger

Zum Buch: 1,6 Millionen Menschen in Deutschland leiden an Demenz, Tendenz steigend.
Der Umgang mit einem Demenzerkrankten, die Begleitung, Betreuung und Pflege ist eine Herausforderung für die Gesellschaft und häufig auch eine große Belastung für die An- und Zugehörigen des Betroffenen. Dieses kleine Büchlein 1 x 1 der DEMENZ-begleitung ermöglicht es Ihnen, die Krankheit Demenz besser zu verstehen und zu begreifen.
Hiermit haben Sie einen Wegbegleiter mit vielen hilfreichen Tipps, was Sie alles tun können und was es zu beachten gilt, um gut zu begleiten, zu betreuen und zu pflegen – und dabei aber sich selbst als Begleiter nicht zu verlieren, sondern zu entlasten.

*Taschenbuch * 122 Seiten * 13 € * ISBN 978-3-95544-173-9*

Praktische Karten-Sets, um sich mit seinen Zu-Begleitenden auf deren Lebensspuren und Geschichten zu machen.

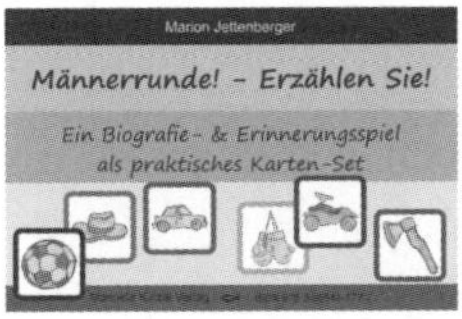

Männerrunde! – Erzählen Sie!

Ein Biografie- & Erinnerungsspiel
als praktisches Karten-Set

von Marion Jettenberger

Zum Kartenset: Gerade Männer kommen in der Biografiearbeit und Aktivierung oftmals viel zu kurz. Mit diesem Karten-Set sprechen Sie gezielt Männer-Themen an, z. B. Auto fahren, Fußball, Jagd, Wehrdienst, Handwerk, der Mann als Ernährer uvm., um an deren Interessen anzuknüpfen und gemeinsam in Männerrunden ins Gespräch zu kommen.

96 Karten im Stoffbeutel * 12x8 cm * 22 € * ISBN 978-3-95544-177-7

Erzählen Sie! Wie war das?

Ein Biografie- & Erinnerungsspiel
als praktisches Karten-Set

von Marion Jettenberger

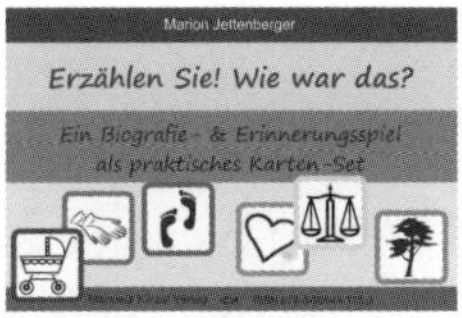

Zum Kartenset: Das Karten-Set ist in insgesamt sechs Themenbereiche unterteilt und farblich gekennzeichnet. Dadurch lässt sich auch mal ein Thema gezielt als einzelnes herausnehmen oder ein Themenbereich weglassen oder mit einem Farbwürfel die 6 Bereiche erwürfeln. Weitere Ideen & Tipps siehe Spielanleitung(en).

96 Karten im Stoffbeutel * 12x8 cm * 22 € * ISBN 978-3-95544-175-3

Diese spielerische Art des gemeinsamen Erinnerns und der Biografiearbeit ist ideal für Angehörige Betroffener, Hospizbegleiter*innen, Betreuungskräfte, Pflegekräfte uvm. und kann sowohl in der Gruppe als auch im Einzelkontakt genutzt werden.

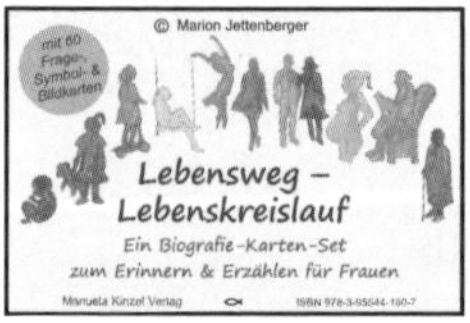

Lebensweg – Lebenskreislauf
Ein Biografie-Karten-Set zum Erinnern & Erzählen für Frauen
von Marion Jettenberger

Zum Kartenset: Mit diesem Karten-Set können Sie sich mit Ihren zu-begleitenden Frauen auf deren Lebensweg, Lebensspuren sowie deren Erinnerungen und Geschichten machen. Durch die verschiedenen abgebildeten Lebensabschnitte – vom Baby zum Mädchen, zum Schulkind und später jungen Frau, Schwangeren bis hin zur Mutter, älter werdenden Frau und Großmutter – kommen Sie schnell miteinander ins Gespräch, egal ob im Einzel-Setting oder in Frauengruppen.

70 Karten im Stoffbeutel * 12x8 cm * 28 € * ISBN 978-3-95544-180-7

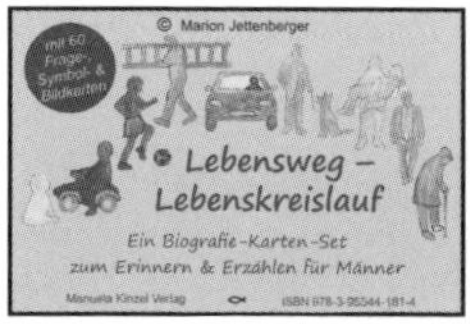

Lebensweg – Lebenskreislauf
Ein Biografie-Karten-Set zum Erinnern & Erzählen für Männer
von Marion Jettenberger

Zum Kartenset: Mit diesem Karten-Set können Sie sich mit Ihren zu-begleitenden Männern auf deren Lebensweg, Lebensspuren sowie deren Erinnerungen und Geschichten machen. Gerade Männer kommen in der Biografiearbeit und Aktivierung oftmals viel zu kurz, obwohl sie uns so viel von sich und ihren Lebenserfahrungen zu erzählen hätten. Durch die verschiedenen abgebildeten Lebensabschnitte – vom Baby zum Jungen, zum Schulkind und später jungen Mann bis hin zum Vater, älter werdenden Mann und Großvater – kommen Sie schnell miteinander ins Gespräch, egal ob im Einzel-Setting oder in Männergruppen.

70 Karten im Stoffbeutel * 12x8 cm * 28 € * ISBN 978-3-95544-181-4

Gerade in der Pflege demenziell erkrankter Menschen, deren Identität stetig schwindet, je mehr die Demenz fortschreitet, kann das Wissen um die Schlüsselmomente des Lebens hilfreich sein, um diese Menschen in ihrer Welt zu erreichen.